减盐生活

作りおきできる減塩おかず

〔日〕检见崎聪美 著

苏航 译

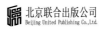
北京联合出版公司
Beijing United Publishing Co.,Ltd.

图书在版编目（CIP）数据

减盐生活 /（日）检见崎聪美著；苏航译 . -- 北京：
北京联合出版公司，2023.6
ISBN 978-7-5596-6832-5

Ⅰ.①减… Ⅱ.①检… ②苏… Ⅲ.①食盐 - 关系 -
健康②烹饪 - 方法 Ⅳ.① R151.2 ② TS972.11

中国国家版本馆CIP数据核字 (2023) 第058794号

北京市版权局著作权合同登记　图字：01-2022-5503号

TSUKURIOKI DEKIRU GENENOKAZU
Copyright © 2019 Satomi Kemmizaki
Chinese translation rights in simplified characters arranged with
Kagawa Nutrition University Publishing Division
through Japan UNI Agency, Inc., Tokyo

减盐生活

作　者：（日）检见崎聪美	译　者：苏 航
出品人：赵红仕	出版监制：辛海峰　陈 江
责任编辑：牛炜征	特约编辑：王世琛
产品经理：周乔蒙　贾 楠	版权支持：张 婧
封面设计：⑥青空·阿鬼QQ:476454071	版式设计：陈佳玲

北京联合出版公司出版
（北京市西城区德外大街83号楼9层　100088）
北京联合天畅文化传播公司发行
万卷书坊印刷（天津）有限公司印刷　新华书店经销
字数60千字　710毫米×1000毫米　1/16　9.5印张
2023年6月第1版　2023年6月第1次印刷
ISBN 978-7-5596-6832-5
定价：49.80元

冰箱里备着一份预制小菜，会让你很开心。做饭会变得轻松一些，从容感也会油然而生。

从没有冰箱的时代开始，日本的餐桌上就一直有名为"常备菜"的预制小菜。以前的常备菜基本都是炖羊栖菜、金平牛蒡、佃煮[1]、腌制品之类的菜肴，使用盐、酱油、白砂糖来调味，味道很浓。这些菜肴便于保存，也很适合跟米饭拌在一起吃。这成了日本菜肴盐分高的原因之一。

在冰箱普及的今天，就算不借助盐和酱油等作料中盐分的力量，只要将食材充分加热并使用干净的工具和保鲜盒，菜肴就可以在冰箱里保存一周左右。

那么，制作预制小菜时减盐的要点到底是什么呢？不仅仅是制作预制小菜，很多实践减盐的人都会因味道太淡而感到困扰。一定是因为曾经吃过的和食的味道还深深地留在心中吧。

其实，即使不用作料调味，食材也有原本的味道。食材的味道千差万别，不同食材绝对不会有相同的味道。所以，我的出发点并不是"减盐（做饭时减少放盐的量）"，而是从"零"开始做"加法"，最大限度地保留食材本身的味道。

1　即甜烹海味。用酱油、糖、料酒等作料煮的鱼贝、海草一类的小菜。——译注

另外，这些预制小菜不是只吃一次就不吃了，一定要考虑"几天后也很好吃"这一点。制作时也要考虑能与其他菜肴搭配这一点，让人产生还想再吃的想法。

本书介绍了约20道盐分为0克的小菜、约30道盐分几乎为0克（盐分为0.1~0.2克）的小菜。只要把菜单中的某道菜换成这些菜，就能减少每餐摄入的盐分。如果每餐都吃一道这样的减盐小菜，每天的盐分摄入量就会大幅减少。也就是说，如果让盐分为0克的菜肴成为"保留项目"，减盐就会很轻松。

书中介绍的菜肴都使用尽可能少的作料，能让人享受食材原本的味道。如果觉得味道太淡，可以根据自己的减盐目标适量添加作料。如果和你一起吃饭的人不需要减盐，可以在将菜肴摆上餐桌时稍微撒点盐。

请按照书中的食谱来做减盐小菜，一定要先尝一尝。你会遇见很多新口味，其中一定会有你喜欢的味道。

烹饪研究员、管理营养师
检见崎聪美

目 录

CONTENTS

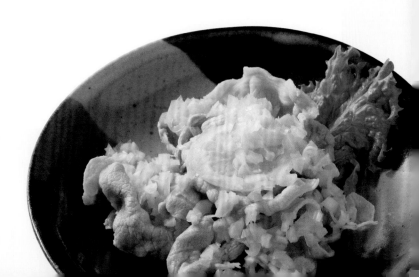

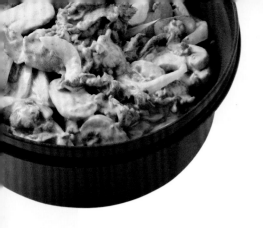

1

肉类小菜

2

鱼类小菜

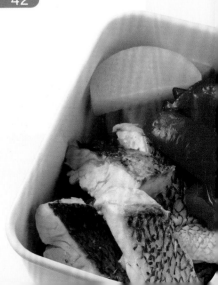

3

豆制品、鸡蛋小菜

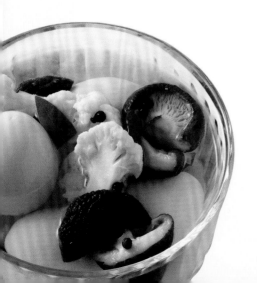

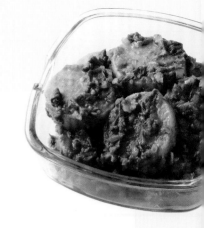

4

蔬菜、芋头小菜

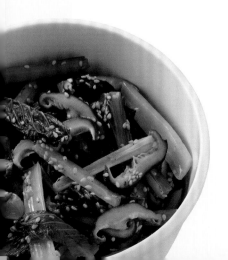

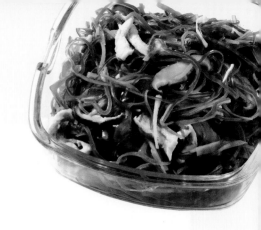

5

蘑菇、豆类、海藻小菜

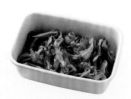
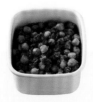
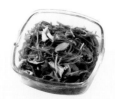

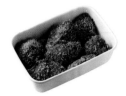 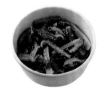 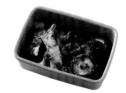

6

预制小菜组合食谱

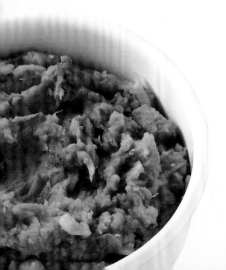

一定要注意"耐储存"这一点。
为了确保安全，必须——

充分加热

预制减盐小菜，最让人担心的一点是保存。

在本书介绍的食谱中，"充分加热"是基本要求。[1] 食物上附着的大部分会引起食物中毒的细菌可以通过加热来消灭。如果烹制肉类或鱼类，一定要加热 1 分钟以上，并且让中心部位的温度达到 75℃以上。

煮、烤、炸……加热食物的烹饪方法有很多种。这些方法都和用减盐的方式做出美味的菜肴息息相关。调味之前的烹饪工序也会影响整道菜肴的味道，例如烘烤肉的表面会散发香味、蔬菜慢慢炖煮后会变得美味等。根据食材本身的味道选择最合适的加热方法，掌握要点进行烹饪，一定能做出美味的减盐小菜。

1　在不加热的情况下，可以选择"南蛮腌渍"或"法式腌渍"等用醋来抑制细菌繁殖的烹饪方式。一定要阅读第 6 页有关厨房卫生管理的内容。——原注

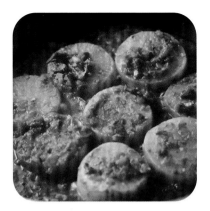

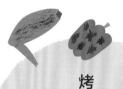

减盐也很好吃
加热要点

烤

　　把鱼类、肉类放在平底锅上煎或放在烤架上烤，就能享受焦香的美味。将蔬菜和蘑菇进行烤制，能让水分蒸发，突出鲜味。

　　充分加热，彻底消灭会引起食物中毒的细菌。有时，加热时间和火候是影响味道的决定性因素。

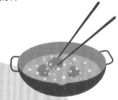

炸

　　油炸食品外壳酥脆的口感和香味、油的浓香等，都是刺激食欲的要素。用这种烹饪方式制作的食物即使用的作料极少，也能让吃的人获得极大的满足感，所以是很适合减盐的烹饪方法。

蒸、煮

　　在锅里放入蔬菜等食材和少量水，用蒸或煮的方式烹饪，食材的鲜味和甜味会被激发出来，味道也会变浓。

趁热

　　食谱上关于将食材煮熟后加入作料拌匀或者炸好后放入酱汁的步骤一般会有这样的要求——趁热。因为在热腾腾的状态下，作料的味道和香气更容易融入食材中。如果食谱上写了"要趁热"，一定要按照要求制作。

不要让味道寡淡、滋味不
够成为拦路虎——

不依赖盐分也不会味道寡淡

减盐的目的是减少盐分摄入量，所以，不只是盐，酱油、味噌等盐分高的作料也要少用。要用盐以外的味道、香味和口感进行补充。

简单易行的方法是用作料和香料调出酸味和辣味。最近，日式风味的菜肴在人们的餐桌上越来越常见，特别是辣味的变化越来越多。现在很容易买到各种香料，可以试着寻找自己喜欢的味道。

虽然白砂糖和蜂蜜的甜味是很有存在感的味道，但是在调传统的甜咸口味时必须注意，如果减少了放盐和酱油的量，却不减少放白砂糖的量，就会破坏味道的平衡，让人觉得滋味不够。

另外，食材本身的味道是最重要的。如果减少使用作料，食材本身的味道就会成为主调。由于新鲜度会影响菜肴整体的味道、香气和口感，所以，肉类和鱼类自不必说，蔬菜也要尽量使用新鲜的。

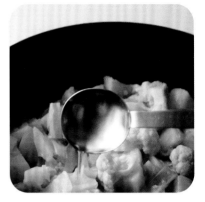

减盐也很好吃
调味要点

酸味

　　醋和柑橘类水果的酸味有突出咸味的作用。加入带辣味的作料能调出酸辣的味道，加入白砂糖和蜂蜜能调出甜咸的味道，口味千变万化。

　　减盐菜肴不可缺少的作料是醋。可以直接加醋，也可以用醋煮，还可以最后加醋来保留风味。使用醋的方法不同，菜肴的味道也会发生变化。

醇厚感

　　肉类、鱼的油脂、乳制品、油炸食品等食物浓厚、复杂的鲜味被称为"醇厚感"，能让人在入口时产生极大的满足感。

口感

　　烤出焦黄脆皮的肉、油炸食品的酥皮、脆脆的坚果等食物的口感和嚼劲能提高入口的满足感。

辣味

　　有许多不同的有辣味的香料，例如辣舌头的胡椒、辣鼻子的芥末。大葱和生姜等有辣味的调味蔬菜也很不错。

记得查看专栏"减盐搭档"！

第 24 页　食材的鲜味和高汤
第 42 页　调味蔬菜和各种酸味
第 54 页　突出风味

不是为了享受刚出锅的
味道而制作的。

让菜肴放几天也很好吃的诀窍

预制小菜最好在有时间的时候集中制作。有时是为了之后忙碌的日子提前制作的，有时会在做好的那天吃一半、几天后再吃一半，有时会做成便当的配菜，吃法多种多样。

一般情况下，现做的菜肴最好吃。对减盐食谱来说，你可能会觉得更是这样。本书介绍了一些放几天味道也不会变差的菜肴。也有味道会随着时间的推移发生变化的菜肴，例如法式炖菜。法式炖菜是一种放一段时间后更入味、更美味的菜肴。

几天后将这些预制小菜拿出来吃的时候，稍微花点功夫就能让它们更美味。油炸食品用烤箱稍微烤一下就会酥脆可口。装盘之前把所有东西都拌在一起，味道就会很均匀。

另外，一定要注意避免食物中毒。为了不让菜肴因错误的烹饪方法或保存方法而变质，一定要注意卫生。

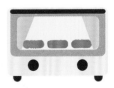

购物、烹饪和保存要点
厨房卫生管理

购物

● 生鲜食品要买新鲜的（记得确认保质期）。
● 肉类、鱼类等食材要装在塑料袋里，以免其他食物沾上汁液。

保存食品

● 冷藏食品和冷冻食品买回来后要立即放入冰箱的冷藏室或冷冻室中。
● 肉类和鱼类要装在塑料袋里，避免冰箱里的其他食物沾上汁液。
● 冷藏室的温度应保持在10℃以下，冷冻室的温度应保持在-15℃以下。不要把冰箱塞得太满，否则会使冰箱内的温度升高。

烹饪

● 要勤洗手，使用干净的毛巾和抹布。处理肉、鱼、蛋等食材前后要注意洗手。
● 菜刀和砧板用完要清洗干净。用来处理生鱼或生肉时要特别仔细地清洗，用开水烫过才能继续用来处理其他食材。
● 鱼和肉必须彻底煮熟。

保存菜肴

● 做好的菜肴不要在室温下放置太久，要放入冷藏室或冷冻室。要把手洗干净，用干净的工具处理，再放入干净的容器中保存。
● 吃保存的菜肴时，不要用筷子直接从保存容器内夹着吃，应该倒进盘子里再吃。也不要把剩余的菜肴放回冰箱。
● 即使是在保存期限内的菜肴，如果冰箱内的温度没控制好或者觉得气味不对劲，就不要吃，而是直接处理掉。

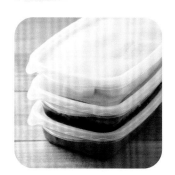

将做好的小菜放入干净的容器中保存。

关于本书

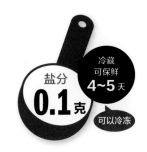

盐分 **0.1** 克

冷藏可保鲜 **4~5** 天

可以冷冻

本书的特点

● 本书主要介绍极低盐的预制小菜（4 顿饭的量），1 人份的含盐量为 0~1 克。

● 如右上角的图片所示，食谱中注明了每种小菜 1 顿饭的量的含盐量和保存时间。可以冷冻的菜会特别注明（冷冻保存时间为 4 周）。

● 书中注明的包含盐分的营养价值是指将汤汁等全部吃光时的营养成分值。

● 保存期限只是一个参考标准。冰箱冷藏室的温度要保持在 10℃ 以下，拿取小菜时不要在常温下放置太久。

● 本书的工作人员在试吃和试做后将自己的感想写成了"食用报告"，可以作为读者选择食谱、烹饪的参考。

食用报告

关于食谱

● 在没有特别标注的情况下，食物（肉类、鱼类、蔬菜、水果等）的重量均为净重。净重是指实际入口的部分的重量，不包括骨头、壳、核等不能食用的部分的重量。

● 高汤分为两种，一种是用海带和刨好的鲣鱼花熬制的海带鲣鱼高汤，另一种是只用海带熬制的海带高汤（关于高汤的说明见第 24 页）。如果用的是市面上出售的汤底调味料，请按照包装上的说明稀释后使用。市面上出售的汤底调味料的盐分可能会很高，一定要事先确认包装上的盐分说明。

● 食谱标注的加热时间是以功率为 600W 的微波炉为参考的。请根据你使用的机型进行调整。

关于盐分

● 本书中的盐分是指将钠的量换算成食盐后的量。

● 1 小勺盐 =6 克盐。

● 书中介绍的大部分是低盐的菜，可以根据自己的限盐目标进行调整。但是，请先试着按照食谱来做。这样既能让小菜吃起来很美味，又能帮你适应清淡的味道。

关于计量

● 1 杯 =200 毫升，1 大勺 =15 毫升，1 小勺 =5 毫升。

● 推荐特别需要减盐的人使用女子营养大学设计的迷你勺子（容量为 1 毫升）。这种迷你勺子 1 勺能装约 1 克盐（精盐能装 1.2 克，粗盐能装 1 克）。即使是很小的量也很容易量出来，还能进行微调，非常方便。

量杯（200 毫升）；从右到左依次为迷你勺子（1 毫升）、小勺子（5 毫升）、大勺子（15 毫升）、刮泥勺。

（摄影 / 中村一平）

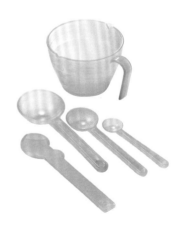

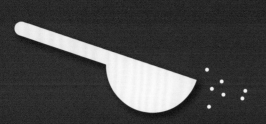

1

肉类小菜

　　肉类是即使烹饪时只用少量盐也能让人感到满足的容易实践减盐饮食的食材。还可以使用香草和香料，最大限度地减少作料用量，即使追求低盐也能获得令人满足的味道。

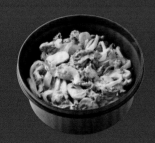
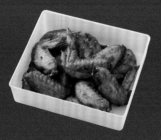
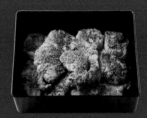

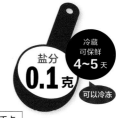

将蔬菜的鲜味融入到酱汁中。

番茄酱炖猪肉丸子

盐分 **0.1** 克

冷藏可保鲜 **4~5** 天

可以冷冻

1 人份 250 千卡

食材 / 容易制作的分量（1 人份 ×4 餐）

猪肉末……300 克

洋葱……1 个半（300 克）

芹菜……⅓ 根（40 克）

胡椒粉……少量

橄榄油……1 大勺

a ┌ 水煮番茄罐头（去皮）……½ 罐（200 克）
  │ 月桂叶……1 片
  │ 白砂糖……½ 小勺
  └ 开水……¾ 杯

扁豆……60 克

制作方法

1 将洋葱和芹菜切成末。

2 在猪肉末中加 200 克洋葱末和少量胡椒粉，搅拌均匀，再平均分成 12 份，揉成肉丸子。

3 锅中倒入橄榄油，中火加热，将剩下的洋葱末和芹菜末炒熟。蔬菜变软后，加入 a 并搅匀。煮沸后加入 2，盖上锅盖煮 7~8 分钟。肉丸子表面变色后，轻轻搅拌，转小火。盖上锅盖，不时地搅拌，煮到几乎没有汤汁为止。

4 将扁豆切成 4 厘米长的小段，焯水。然后加入 3 中，煮至熟透的状态。

减盐笔记

肉丸子里不用加盐，用带洋葱和芹菜风味的番茄酱来调味即可。

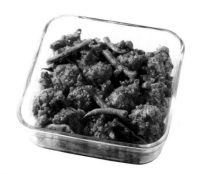

食用报告 酱汁中有清爽的番茄味和蔬菜的鲜味。加了大量洋葱的肉丸子很有嚼劲。

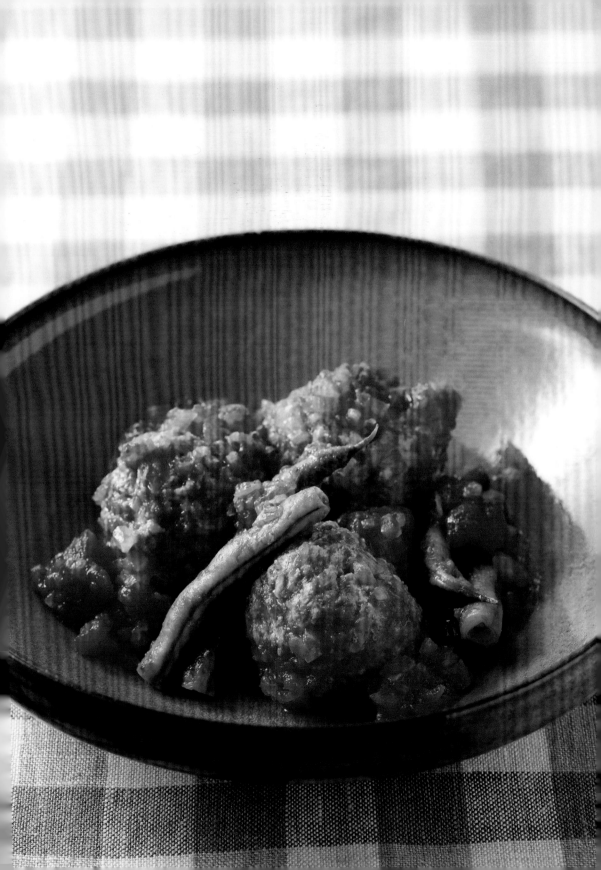

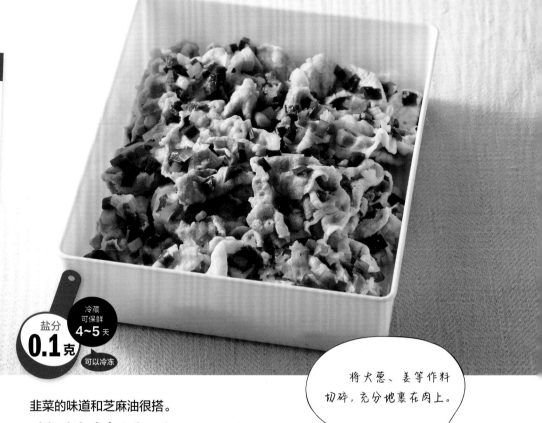

盐分 **0.1** 克

冷藏可保鲜 **4~5** 天

可以冷冻

将大葱、姜等作料切碎，充分地裹在肉上。

韭菜的味道和芝麻油很搭。

葱姜炖猪肉

1 人份 222 千卡

减盐笔记

食材 / 容易制作的分量（1 人份 ×4 餐）

火锅猪里脊片……300 克

　大葱……⅖ 根（40 克）

　姜……½ 块

韭菜……½ 捆（50 克）

芝麻油……½ 大勺

a　酒……1 大勺

　开水……1 杯

胡椒粉……少量

制作方法

1　将大葱和姜切碎。

2　将韭菜切成小段。

3　锅中倒入芝麻油，中火加热，将 1 炒香。
　香味出现时加入 a。煮沸后加入猪里脊片，
　一边打散一边煮。再次煮沸后，撇去浮沫，
　撒上胡椒粉。加入 2，一边搅拌一边加热。

食用报告 　虽然韭菜有较浓的特殊气味，但也能很好地感受到猪肉原本的味道。放凉了也很好吃。

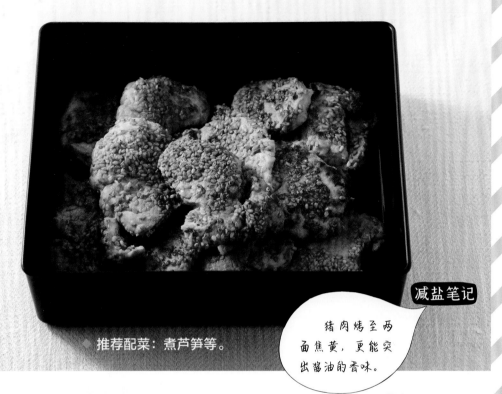

推荐配菜：煮芦笋等。

减盐笔记

猪肉烤至两面焦黄，更能突出酱油的香味。

用了很多香喷喷的芝麻。

烤芝麻裹猪里脊

1 人份 137 千卡

盐分 **0.2克**

冷藏可保鲜 **4~5天**

可以冷冻

食材 / 容易制作的分量（1 人份 ×4 餐）

猪里脊……300 克

味啉[1]……½ 小勺

酱油……⅓ 小勺

鸡蛋……¼ 个

白芝麻……1⅓ 大勺

色拉油……½ 大勺

食用报告 芝麻不仅香喷喷的，还有微脆的口感，吃起来令人愉悦。虽然只放了一点点酱油，但味道很浓。

制作方法

1 将猪里脊切成 8 毫米厚的小块，用敲肉锤或擀面杖轻敲，使其变软。加入味啉、酱油，拌入鸡蛋。

2 在盘中将一半白芝麻铺开，将 1 摆在上面，再把剩下的芝麻全部撒在 1 上面，使里脊裹满白芝麻。

3 平底锅中倒入色拉油，中火加热，将 2 煎至两面焦黄。

1 日式作料，一种带甜味的料酒。——编注

用微波炉就能做，很方便。

鸡肉卷

| 1 人份　207 千卡 |

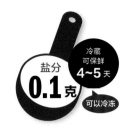

盐分 **0.1** 克

冷藏可保鲜 **4~5** 天

可以冷冻

食材 / 容易制作的分量（1 人份 ×4 餐）

鸡肉末……300 克

洋葱……1 个（200 克）

a｜胡椒粉……少量
　｜莳萝碎、百里香碎（皆干料）……各 1 小勺

熟核桃仁……15 克

熟杏仁（粒）……15 克

制作方法

1　将洋葱切成末。

2　将鸡肉末和 1、a 混在一起，搅拌均匀。加入熟核桃仁和熟杏仁，继续搅拌。

3　用保鲜膜将 2 卷起来，包好，整理成 15~16 厘米长的圆柱体（将两端的保鲜膜打开）。将鸡肉卷放在耐热盘上，用微波炉（功率为 600W）加热 4 分钟，翻面再加热 2 分钟。

4　完全冷却后，切成 8 等份。

减盐笔记

这道菜的作料只有胡椒粉和香料。食用时可以根据自己的口味和减盐目标蘸颗粒芥末酱，也可以淋上芥末和蛋黄酱混合而成的酱汁来调整味道。

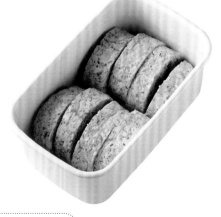

食用报告　鸡肉卷里的核桃仁和杏仁口感酥脆，吃起来很新鲜。我在家吃的时候试着蘸了一点番茄酱。

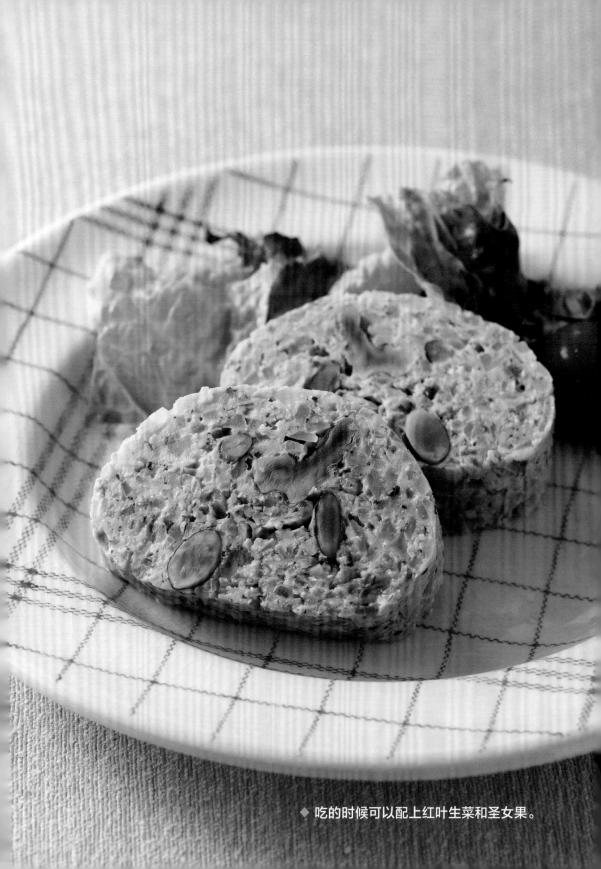

◆ 吃的时候可以配上红叶生菜和圣女果。

极具日式风味，香脆可口。

香炸鸡翅

1 人份　197 千卡

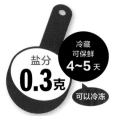

盐分 **0.3**克

冷藏可保鲜 **4~5**天

可以冷冻

食材 / 容易制作的分量（1 人份 ×4 餐）

鸡翅（带骨）……12 个（540 克）

a
- 鱼露……⅓ 小勺
- 蒜（捣碎）……½ 瓣
- 辣椒（切碎）……少量
- 柠檬草（干料）、酸橙叶（干料，如果家里有）……各少量

油炸用油

制作方法

1　将 a 抹在鸡翅上，腌制 1 小时（也可以在冰箱里放一晚）。

2　擦干 1 上的汁水，放入加热至 140℃ ~150℃ 的油炸用油中。用 12~13 分钟慢慢炸至金黄，捞出沥油。

 食材笔记

柠檬草

这是一种气味与柠檬类似的香叶，常用于制茶（香草茶）和烹制东南亚菜肴（咖喱、冬阴功汤等）。

酸橙叶（柑橘叶）

这是一种散发柑橘香气的香草。和柠檬草一样，除了可以用来烹制咖喱和冬阴功汤，还可以在炒菜和炖汤时用来增香。

减盐笔记

推荐挤点柠檬汁或酸橙汁配着吃。没有香草的时候，也可以用这种方法来代替。

食用报告　外皮口感酥脆，尝起来有油的香醇，中间有肉的鲜味。鱼露和香料的复杂香味感觉很新鲜。

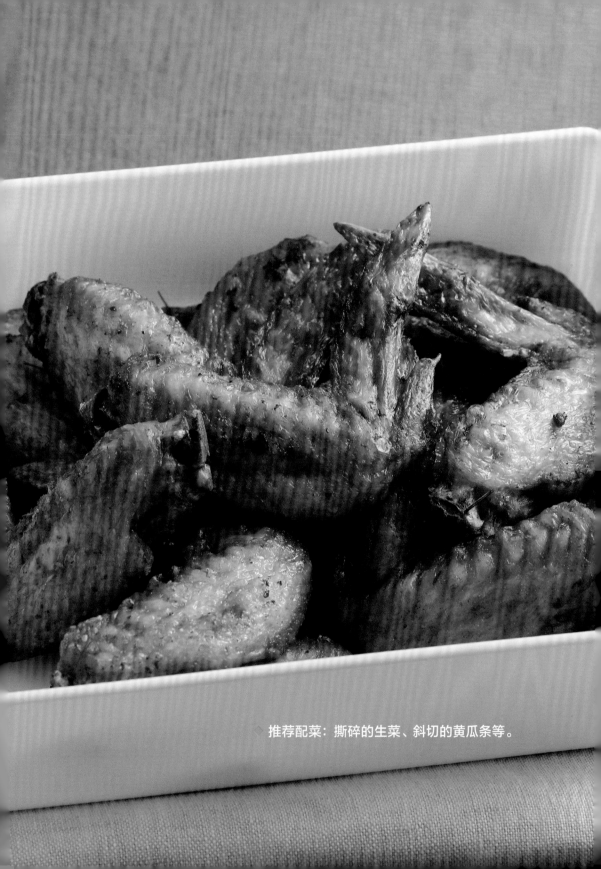

推荐配菜：撕碎的生菜、斜切的黄瓜条等。

温和的咖喱风味烤串。

烤鸡脯肉串 1

| 1 人份 94 千卡 |

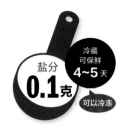

盐分 **0.1克**

冷藏可保鲜 **4~5** 天

可以冷冻

食材 / 容易制作的分量（1 人份 ×4 餐）

鸡脯肉……6 块（300 克）

　牛奶……2 小勺

　白芝麻酱……1 小勺

a　白砂糖……1 小勺

　咖喱粉……½ 小勺

　酱油……⅓ 小勺

制作方法

1　鸡脯肉去筋，切成 1 厘米厚的小块。

2　将 a 放入碗中混合，加入 1，充分搅拌。

3　将 2 平均分成 12 份，用竹签串好。在烤架上烤 7~8 分钟，直至熟透。

减盐笔记

有芝麻酱的香味和牛奶的甜味，即使只放少量酱油也能做出让人感到满足的味道。

食用报告　可能是因为加了芝麻和牛奶，所以味道很温和。烤串吃起来很方便，越嚼越能感受到肉的鲜味。

1　一种印度尼西亚风味的烤串。——原注

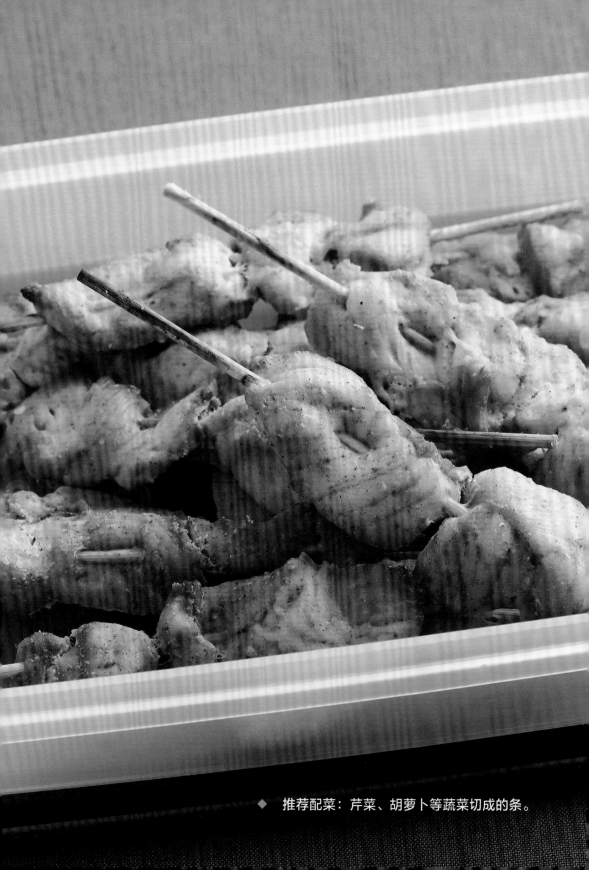

◆ 推荐配菜：芹菜、胡萝卜等蔬菜切成的条。

酥脆的面衣配上酸辣的芥末酱，令人十分满足。

芥末炸牛排

1人份 318千卡

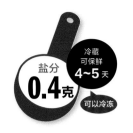

盐分 **0.4克**

冷藏可保鲜 **4~5天**

可以冷冻

食材 / 容易制作的分量（1人份 ×4餐）

切成薄片的牛腿肉……300 克

胡椒粉……少量

法式芥末酱……1⅓ 大勺（20 克）

小麦粉……适量

鸡蛋……½ 个

面包糠……适量

油炸用油

制作方法

1　把牛肉片摊开，撒上胡椒粉。给一面涂上法式芥末酱，对折并压紧，以免芥末酱溢出。

2　在 1 上裹一层薄薄的小麦粉，加入鸡蛋，再撒上面包糠。放入加热至 170℃ ~180℃ 的油炸用油中炸至焦黄，捞出沥油。

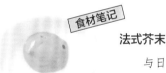

食材笔记

法式芥末酱

　　与日式芥末酱相比，辣味比较温和，有酸味和甜味。口感顺滑，味道很高级。

减盐笔记

涂了和牛肉很配的法式芥末酱之后再炸，可以充分感受到浓厚的芥末酱的辣味。

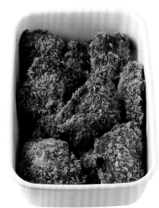

食用报告　刚入口的时候，能强烈地感受到面衣（油）的香醇和法式芥末酱的清爽酸味。越嚼越能尝到肉的鲜味。

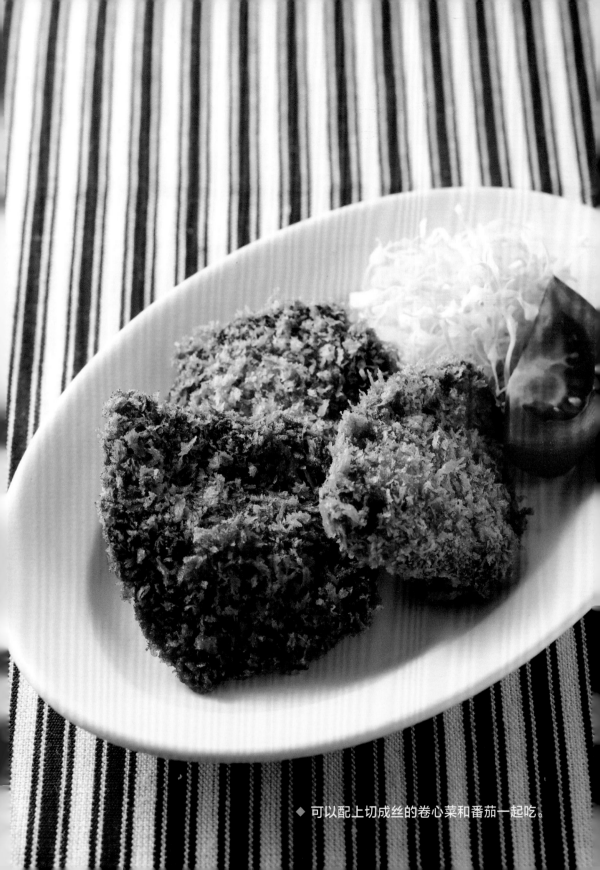

◆ 可以配上切成丝的卷心菜和番茄一起吃。

酸奶油的酸味及口感与牛肉很配！

酸奶油炖牛肉

1人份　380千卡

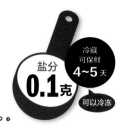

盐分 **0.1** 克

冷藏可保鲜 **4~5** 天

可以冷冻

食材/容易制作的分量（1人份 ×4 餐）

| 切成薄片的牛腿肉……300 克

| 胡椒粉……少量

洋葱……1 个（200 克）

蘑菇……1 包（100 克）

橄榄油……1 大勺

月桂叶……1 片

百里香碎（干料）……少量

白葡萄酒……2 大勺

酸奶油……200 克

制作方法

1　将牛腿肉切成一口大小 [1]，撒上胡椒粉。

2　洋葱切成 7 毫米宽的小块，蘑菇切成 5 毫米宽的小块。

3　平底锅中倒入橄榄油，中火加热，将1炒熟。牛肉变色后，加入 2、月桂叶、百里香碎翻炒。牛肉变软后，加入白葡萄酒煮 2~3 分钟。

4　加入酸奶油，盖上锅盖并关火。放置 3~4 分钟，等酸奶油变热，然后搅拌均匀。

减盐笔记

　　酸奶油是鲜奶油用乳酸菌发酵而成的。虽然它几乎不含盐分，但因为酸味浓厚，吃的时候也能感觉到咸味。

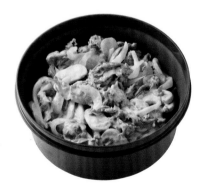

食用报告　酸奶油的酸味和肉的鲜味相得益彰。奶油的味道很浓郁，吃起来很有层次感。和葡萄酒很搭。

1　刚好能一口吃下的大小，下文同。——编注

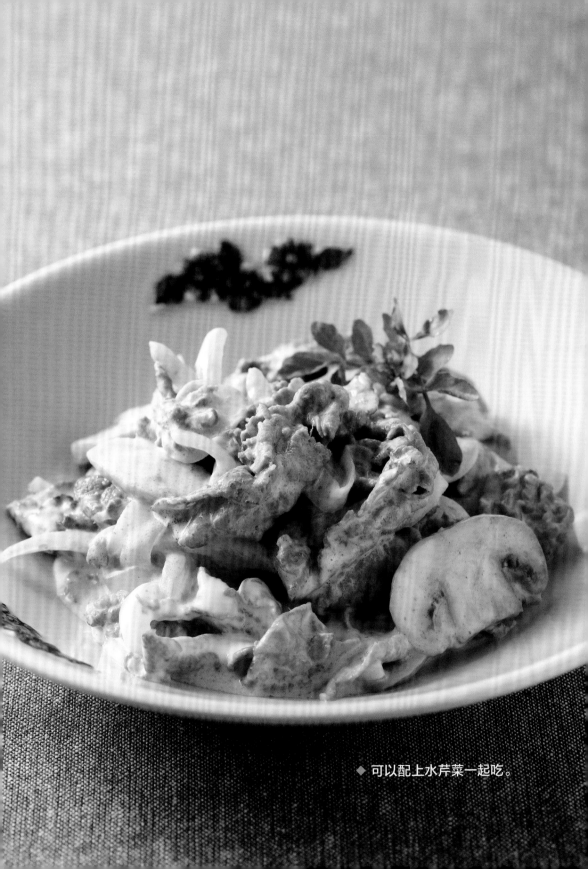

◆ 可以配上水芹菜一起吃。

食材的鲜味和高汤

有鲜味的食材

在减盐食谱中，可以用有鲜味的食材来弥补味道的不足。鲜味成分不仅存在于高汤食材中，还广泛存在于各种食品中。除了肉类、鱼类等动物性食品，蘑菇类、番茄等也是特别适合减盐食谱的食材。

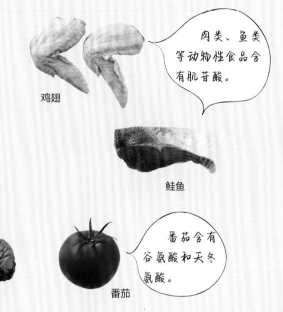

肉类、鱼类等动物性食品含有肌苷酸。

鸡翅

鲑鱼

蘑菇类含有鸟苷酸。

干香菇

番茄含有谷氨酸和天冬氨酸。

番茄

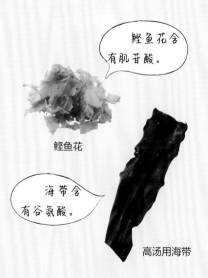

鲣鱼花含有肌苷酸。

鲣鱼花

海带含有谷氨酸。

高汤用海带

日式高汤

高汤高级的香气和风味令人回味无穷。本书中不同的菜肴分别使用了鲣鱼海带高汤和海带高汤。

不同的鲜味成分搭配在一起，风味会更加丰富。鲣鱼海带高汤就是典型的例子。两种鲜味成分协同作用，可以做出有层次感的高汤，能够搭配各种菜肴。在烹制炖菜等想充分发挥食材本来味道的菜肴时，推荐使用简单的海带高汤。

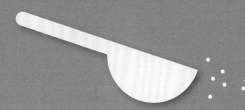

2

鱼类小菜

含有海盐的鱼类的味道实际上比舌头尝到的更咸。本章会介绍用醋和香料保留鱼肉本身的咸味和鲜味的菜肴。

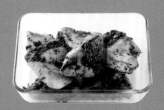
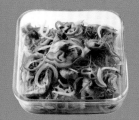
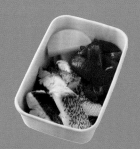

煮熟了再腌制，鱼肉很松软。

腌煮鲭鱼

1 人份　276 千卡

盐分 **0.5克**

冷藏可保鲜 **4~5天**

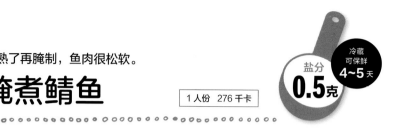

食材 / 容易制作的分量（1 人份 ×4 餐）

鲭鱼……4~5 段[1]（320 克）

a
- 海带高汤……¾ 杯
- 醋……¼ 杯
- 酱油……1 小勺
- 红辣椒（切成两半）……1 根

大葱……⅘ 根（80 克）

芹菜……⅔ 根（80 克）

制作方法

1 将 a 放进锅里煮一下。

2 将大葱切成 3~4 厘米长的小段、芹菜切成 1 厘米宽的斜块。

3 在鲭鱼背上划几道 6~7 毫米的口子，然后切成 2~3 厘米宽的小块。

4 在另一个锅里将足量的水煮沸，将 2 放入锅中，煮 2~3 分钟（锅里的开水要留着），沥干水分后放入 1 中。再次将锅里的水煮沸，将 3 放入锅中，煮 7~8 分钟，直至煮熟。沥干水分，放入 1 中，腌制 30 分钟。

减盐笔记

用煮过大葱和芹菜的水来煮鲭鱼，能让调味蔬菜的香味融入鱼肉中。

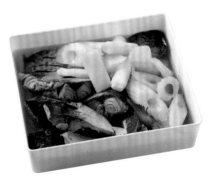

食用报告 🍴 在清爽的醋味中，鲭鱼的鲜味尤为突出，口味非常奇妙。因为用鲭鱼烹制的菜肴一般有很浓的盐和酱油的味道，这道菜并不是这样，所以味道很独特。

1 日本超市及市场里通常会将鱼处理好，再切成段出售。——编注

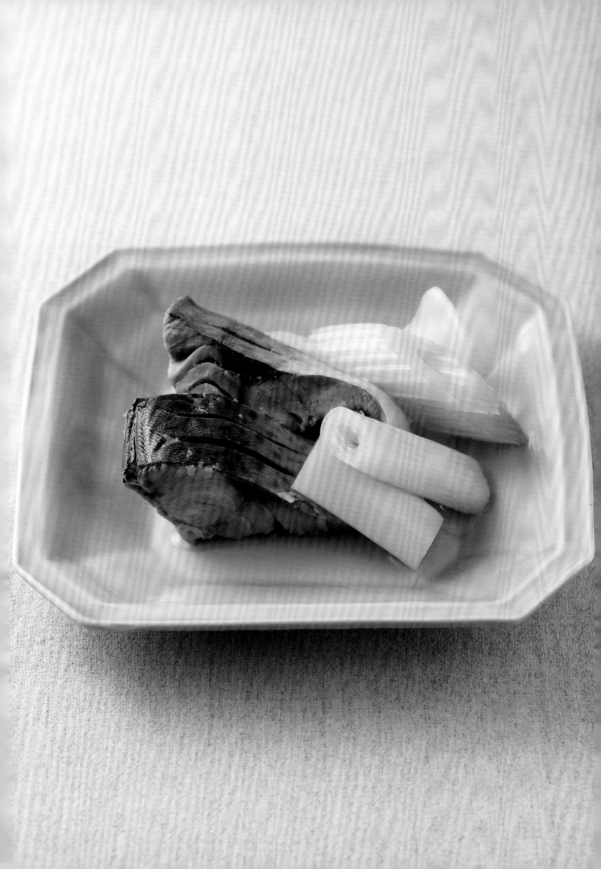

鱼类小菜

味道高级的鲷鱼配上醇厚的黑醋。

黑醋煮鲷鱼

1 人份　177 千卡

盐分 **0.2克**

冷藏可保鲜 **4~5天**

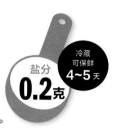

食材 / 容易制作的分量（1 人份 ×4 餐）

鲷鱼……4 段（320 克）

萝卜……3 厘米长的 1 段（200 克）

红彩椒……1 个（150 克）

a ｜海带（边长为 3 厘米）……1 段
　｜水……1¼ 杯

酒……2 大勺

黑醋……2 大勺

制作方法

1 将 a 放入锅中，煮 20 分钟。

2 将萝卜切成 1.5 厘米宽的半圆形小块，红彩椒切成 2 厘米宽的小块。

3 将鲷鱼切成两半。

4 往 1 中加酒，开中火。加入萝卜，盖上锅盖，煮沸后将火调小一点，再煮 15~20 分钟，直到萝卜变软。

5 转回中火，加入鲷鱼和黑醋。再次煮沸后，加入红彩椒，煮 10 分钟左右，直到煮熟。

减盐笔记

　　黑醋是以精白度[1]低的大米、大麦和糙米为原料制成的醋，比一般的醋更醇厚，可以弥补盐分不足造成的口感缺陷。

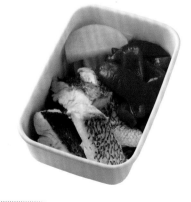

食用报告 🍴 黑醋醇厚的酸味及口感与清淡的鲷鱼相得益彰。红彩椒的甜味是点睛之笔。

1 糙米经打磨后成为可食用的白米，打磨掉的米壳的重量与原本糙米的重量的比例被称为精白度。例如，糙米的原始重量为 100%，打磨掉 30% 的重量的话，得到的大米的精白度就是 30%。——译注

28

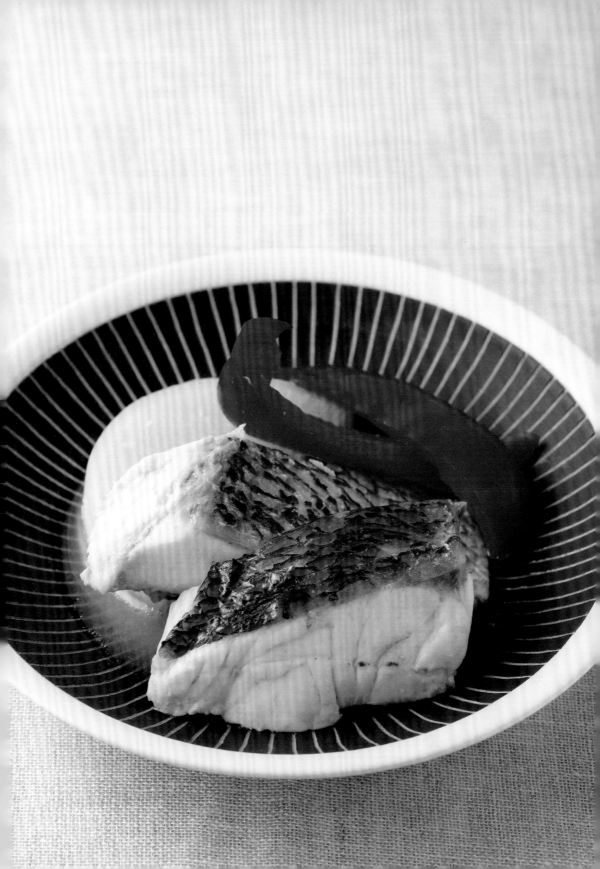

腌汁中只放醋和辣椒就很香。

南蛮[1]腌竹荚鱼

1 人份　229 千卡

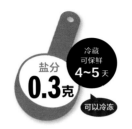

盐分 **0.3**克

冷藏可保鲜 **4~5** 天

可以冷冻

食材 / 容易制作的分量（1 人份 × 4 餐）

竹荚鱼……4 条（320 克）

小麦粉……适量

洋葱……½ 个（100 克）

胡萝卜……¼ 根（30 克）

青椒……1 个（20 克）

红辣椒（切碎）……1 根

醋……½ 杯

油炸用油

制作方法

1　洋葱切成薄片，胡萝卜切成丝，青椒切成薄圆片，在保鲜盒中铺开。

2　竹荚鱼去骨去刺，切成两半。在上面撒一层薄薄的小麦粉，掸掉多余的小麦粉，放入 170℃~180℃的热油中，炸至酥脆。

3　将炸好的竹荚鱼沥干油，趁热放在 1 上，撒上红辣椒，淋上醋。静置一会儿，使味道融合，然后上下交替着轻轻搅拌。

油炸食品中油的香醇配上调味蔬菜的颜色和香气，再淋上又酸又辣的腌汁（用醋和红辣椒调成），即使不加盐也很有滋味。

减盐笔记

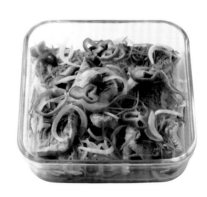

食用报告 　这道菜和蔬菜一起吃就像沙拉一样清爽。如果对经典的甜酸口味南蛮腌菜的味道印象深刻，吃这道菜时可能会有点惊讶。

1　"南蛮"是葡萄牙人带到日本的一种烹饪方法，即用面粉裹着蔬菜、海鲜油炸的烹饪方式。——编注

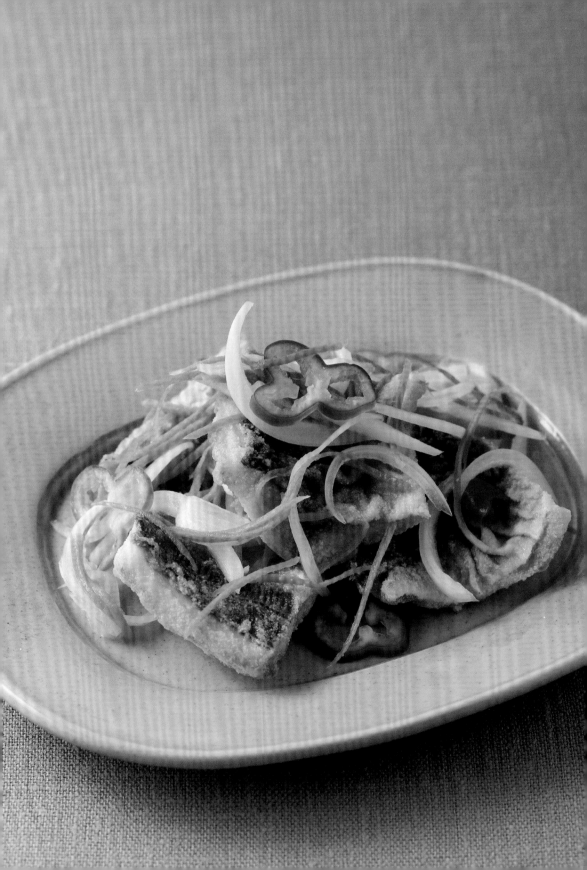

咖喱与酸奶融合的醇厚酸味。

唐杜里[1] 风旗鱼

1 人份　133 千卡

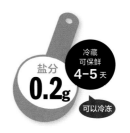

盐分

0.2g

冷藏
可保鲜
4-5天

可以冷冻

食材 / 容易制作的分量（1 人份 ×4 餐）

旗鱼……4 段（320 克）

a
原味酸奶……3 大勺（45 克）

番茄泥、咖喱粉……各 1 小勺

酱油……⅓ 小勺

蒜末、胡椒粉、粗辣椒粉（如果家里有）

……各少量

制作方法

1 将旗鱼段切成两半。

2 将 a 混合后，和 1 一起搅拌，放置 10 分钟左右。然后放在烤架上，烤 8~10 分钟，直至熟透。

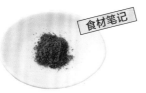

食材笔记

粗辣椒粉

　　即用红辣椒磨成的粉末。想加强辣味的时候用这个会很方便。也可以用少许辣椒代替。

减盐笔记

　　盐分几乎为零的咖喱粉是减盐的强力伙伴。酸奶会让肉变得湿润、嫩滑。可以将主食材换成鸡腿肉或鸡胸肉。

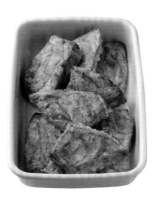

食用报告 虽然这道菜的味道比一般的唐杜里风菜肴温和，但能让人尝到旗鱼油脂的醇厚味道。

1 　一种印度风味的菜肴。——译注

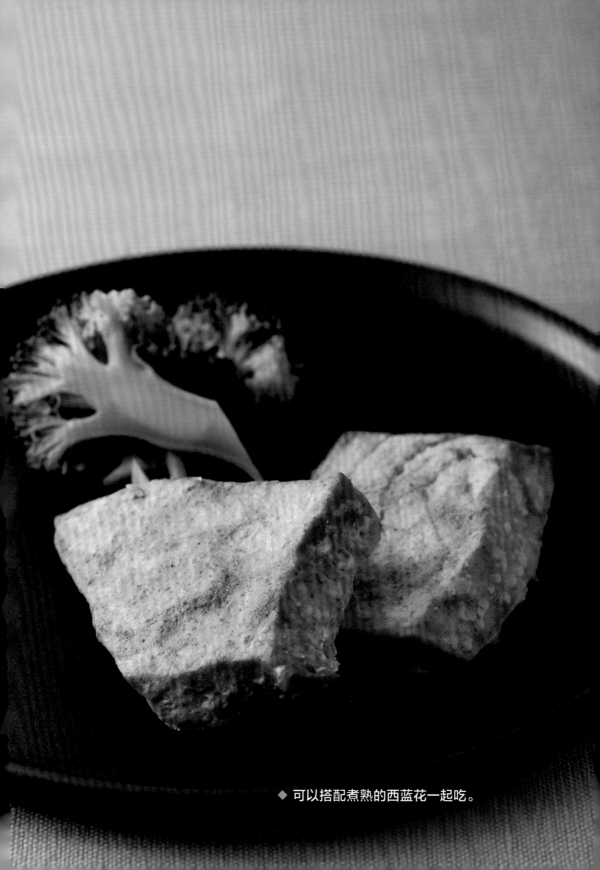

◆ 可以搭配煮熟的西蓝花一起吃。

空气中弥漫着海洋的气息。

海苔味炸鲛鱼

| 1 人份　396 千卡 |

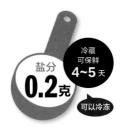

盐分 **0.2克**

冷藏可保鲜 **4~5** 天

可以冷冻

食材 / 容易制作的分量（1 人份 ×4 餐）

鲛鱼……4 段（320 克）

胡椒粉……少量

　鸡蛋……1 个（50 克）

　小麦粉……½ 杯（50 克）

a　青海苔[1]……1 大勺

　水……2 小勺

　醋……1 小勺

扁豆……60 克

胡萝卜……⅙根（20 克）

油炸用油

制作方法

1　将扁豆、胡萝卜切成 3~4 厘米长的小段。

2　将鲛鱼切成一口大小的小块，撒上胡椒粉。

3　将 a 混合，加入 1、2 并搅拌均匀，使面糊裹在鲛鱼、扁豆和胡萝卜上。将油加热至 150℃ ~160℃，将裹上面糊的鲛鱼一块块地放入油锅中。裹上面糊的扁豆和胡萝卜每次放入 3~4 段。分别炸至金黄色，捞出沥油（请注意，扁豆一定要炸熟）。

减盐笔记

使用大量青海苔调味。在面糊中加入醋，可以制成口感轻盈的面衣。

1　日本料理常用的一种绿色海藻，常见的是干粉状的，可用于烹制佃煮、天妇罗等菜肴。——译注

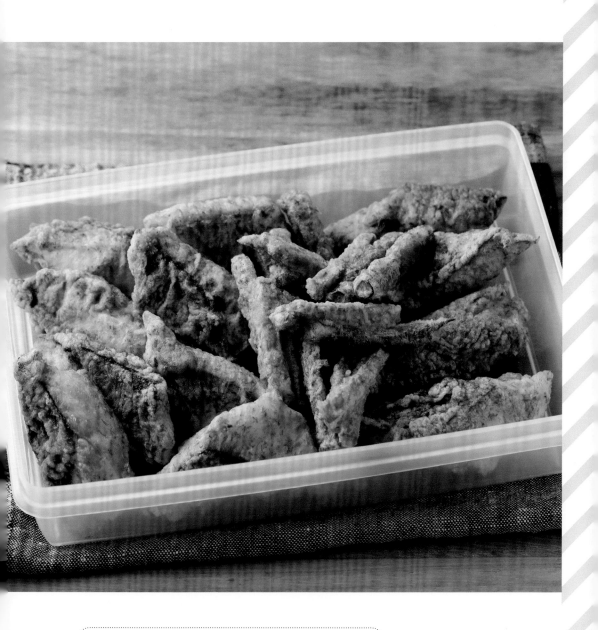

食用报告 　　如天妇罗衣般松软的面衣和湿润的鲅鱼肉很配。一起炸制的蔬菜口感也很好，非常好吃。

加入芝麻酱，口感很像醇香浓厚的奶油。

白芝麻炖鲑鱼

1 人份　233 千卡

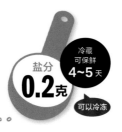

盐分 **0.2**克

冷藏可保鲜 **4~5** 天

可以冷冻

食材 / 容易制作的分量（1 人份 ×4 餐）

生鲑鱼……4 段（320 克）

秋葵……80 克

a ｜海带（边长为 3 厘米）……1 段
　｜水……1 杯

酒……1 大勺

味啉……1 小勺

白芝麻酱[1]……1 大勺

制作方法

1　将 a 放入锅中，煮 20 分钟。

2　秋葵焯水至变色。

3　开中火，加热 1。煮沸后加入酒、味啉和生鲑鱼，盖上锅盖继续煮。不时地开盖往鲑鱼身上浇汤汁，煮 7~8 分钟，直到熟透。

4　锅中加入白芝麻酱，搅拌均匀，再加入焯过水的秋葵一起煮。

> 芝麻酱是用香喷喷的芝麻研磨而成的糊状物。用充足的甜味来掩盖盐分不足这个缺陷。

减盐笔记

食用报告 　融化在汤汁中的芝麻酱香甜可口，与鲑鱼的鲜味相得益彰。因为没放盐，所以能很好地感受到鱼肉原本的味道。

1　搅拌好的芝麻酱油脂和芝麻会分层，如果芝麻凝固了，可以将芝麻酱稍微加热一下，充分混合后再使用。——原注

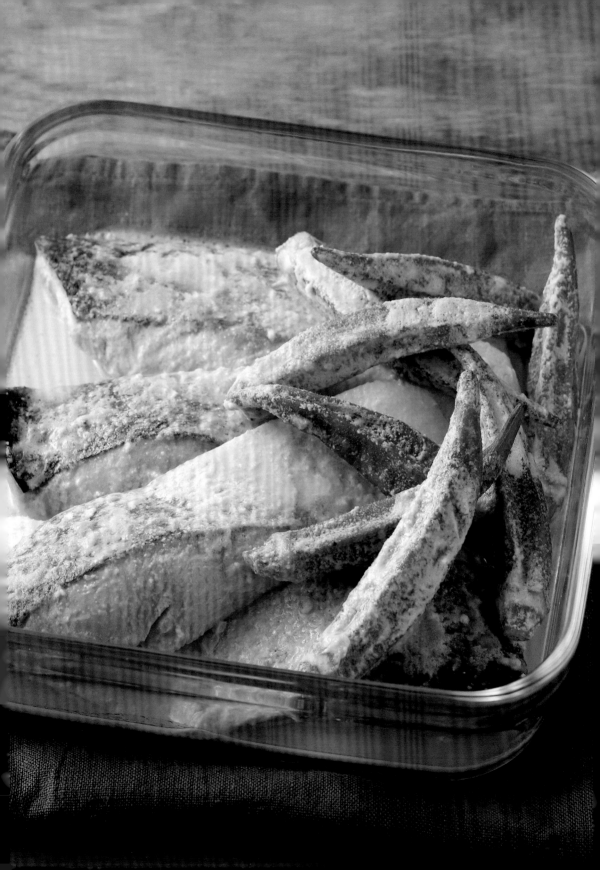

煎成金黄色，浓缩了香味和鲜味。

香草煎鲕鱼

1人份 221 千卡

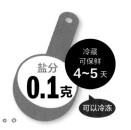

盐分 **0.1**克

冷藏
可保鲜
4~5天

可以冷冻

食材 / 容易制作的分量（1人份 ×4 餐）

鲕鱼……4 段（320 克）

橄榄油……½ 大勺

a ⎰ 百里香碎、牛至碎、罗勒碎（皆干料）
⎰ ……合计 ½~1 小勺
⎰ 胡椒粉……少量
⎰ 欧芹碎……2 大勺

制作方法

1 将鲕鱼切成两半。

2 平底锅中倒入橄榄油，中火加热。放入1，煎至两面金黄。用厨房纸巾擦掉平底锅里融化的鲕鱼油脂，将a加入锅中，混合均匀。

减盐笔记

不必事先给鲕鱼调味，最后用香料调味即可。擦掉鲕鱼多余的油脂，香料的香气就能融入鱼肉中。

食用报告 🍴 橄榄油和香料的清爽香气与味道厚重的鲕鱼肉意外地很搭。

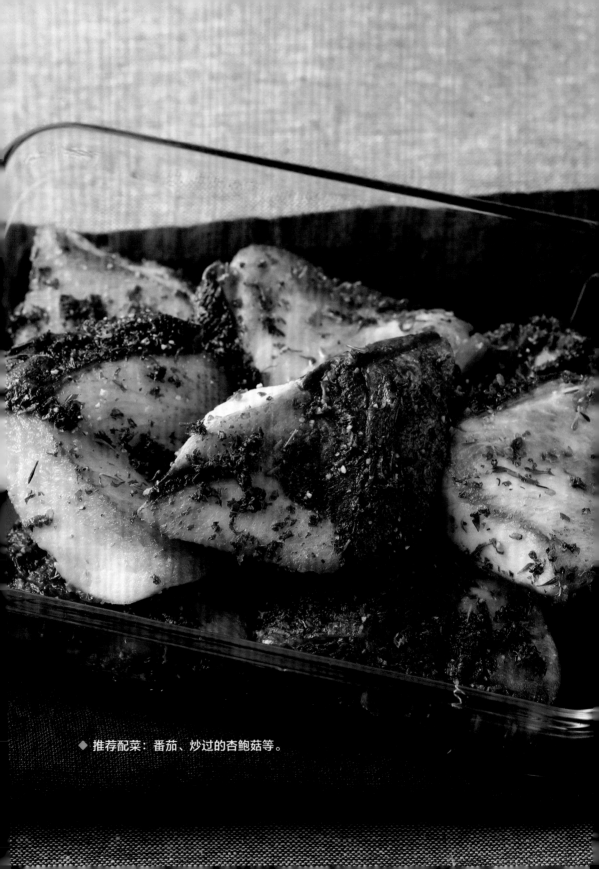

◆ 推荐配菜：番茄、炒过的杏鲍菇等。

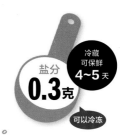

鱼类小菜

香辣的咖喱和白身鱼[1]是绝配。

咖喱炒鳕鱼土豆

1 人份 166 千卡

盐分 0.3克

冷藏可保鲜 4~5 天

可以冷冻

食材 / 容易制作的分量（1 人份 × 4 餐）

鳕鱼……4 段（400 克）

土豆……2 个（250 克）

洋葱……½ 个（100 克）

橄榄油……1 大勺

咖喱粉……2 小勺

制作方法

1 将鳕鱼切成一口大小。土豆去皮，同样切成一口大小，煮到变软的程度。洋葱切成 5 毫米宽的小块。

2 平底锅中倒入橄榄油，中火加热，放入 1 中的土豆，煎至金黄。再加入鳕鱼，煎熟。

3 鳕鱼煎至金黄色时，加入洋葱，再撒上咖喱粉，拌匀。

减盐笔记

充分煎烤鳕鱼和土豆的表面，才会让它们变得更香，咖喱粉才会变得更黏稠。

食用报告 鳕鱼和土豆裹满了咖喱粉，几乎分不清了。鳕鱼吃起来焦脆，土豆吃起来软烂，口感大不相同。

1 日本人将鱼分为白身鱼和赤身鱼，白身鱼的肉色基本以白色为主（如青花鱼、鲷鱼），赤身鱼的肉色基本以红色为主（如金枪鱼、鲣鱼）。——编注

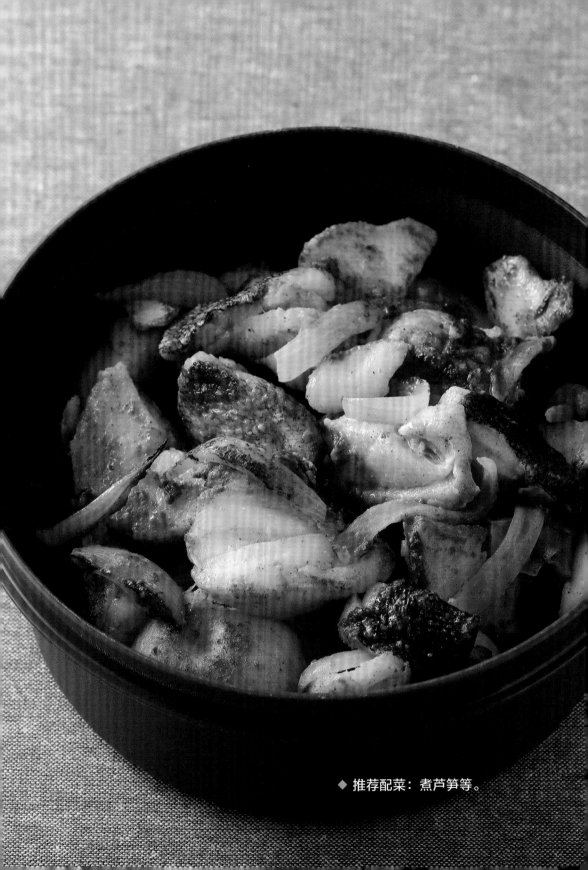

◆ 推荐配菜：煮芦笋等。

调味蔬菜和各种酸味

调味蔬菜是"名配角"

调味蔬菜以其浓郁的香气来衬托主要食材的味道，使菜肴整体的味道更佳。

说到调味蔬菜，除了大葱、洋葱、芹菜、大蒜、生姜，还有绿紫苏、野姜、鸭儿芹等，味道和香味的变化在各国菜式中各不相同。最近，日式菜肴中使用的香菜也很容易买到。

调味蔬菜不宜一次大量使用。新鲜的调味蔬菜更香，鸭儿芹之类的调味蔬菜很容易变质，尽早用完比较好。

> 加热后会增加鲜味和甜味。

大葱

芹菜

洋葱

> 拥有令人上瘾的强烈味道。

大蒜

生姜

> 拥有清爽的辣味。一般切碎或磨碎后再使用。

用柑橘类水果增加酸味

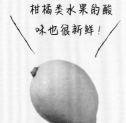

柑橘类水果的酸味也很新鲜！

柠檬

用醋等作料烹制的酸味菜肴的味道层次感强，在减盐食谱中经常出现。

醋的种类有很多，有浓稠的黑醋、带果香的香醋等。不喜欢酸味的人可以尝试吃一些柑橘类水果，例如清爽酸味的柠檬。夏天用酸橘调味，冬天用柚子调味，很有季节感。如果你能拓展运用酸味的菜肴种类，好好享受酸味，那真是太好了。

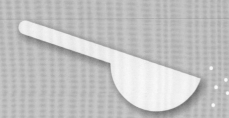

3

豆制品、鸡蛋小菜

豆腐、厚炸豆腐、鸡蛋本身的味道比较淡，需要靠盐、酱油等作料来调味。可以增加酸味和辣味，让减盐小菜的种类更丰富。

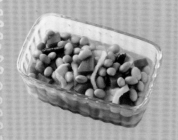 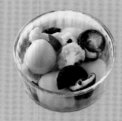 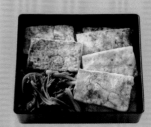

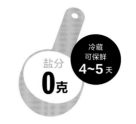

盐分 **0**克

冷藏可保鲜 **4~5**天

醋和厚炸豆腐搭配的清爽感十分新鲜。

厚炸豆腐[1]配腌圣女果

1 人份　166 千卡

○○○○○○○○○○○○○○○○○○○○○○○○○○○○○○○○○○

食材 / 容易制作的分量（1 人份 ×4 餐）

厚炸豆腐……1½ 块（300 克）

洋葱……¼ 个（50 克）

圣女果……80 克

豆角……30 克

橄榄油……1 大勺

a
　醋……½ 杯
　白葡萄酒……2 大勺
　白砂糖……½ 小勺
　胡椒粉……少量

制作方法

1 将洋葱切成丁，圣女果切成两半，豆角切成 7~8 毫米长的小段。

2 厚炸豆腐放入开水中去油，切成 1.5 厘米宽的小块。

3 平底锅中倒入橄榄油，中火加热，将 2 放入锅中煎至两面金黄。再将豆角放入锅中，炒熟后一起装入保鲜盒中。

4 撒上洋葱丁、圣女果，再将 a 充分混合，浇在上面。

减盐笔记

用略带甜味的醋汁来腌制食材可以说是减盐的一大"法宝"。炒出甜味的豆角和圣女果也能增强满足感。

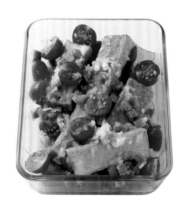

食用报告　不亲自品尝的话，根本无法想象这道菜的口感是什么样的。来邂逅新的美食吧！

1　将豆腐切成厚块，用油炸制而成的一种食物。与一般的油炸豆腐不同的是，为了保持豆腐内部的状态，厚炸豆腐炸制得并不充分，所以也被称为生炸豆腐。——译注

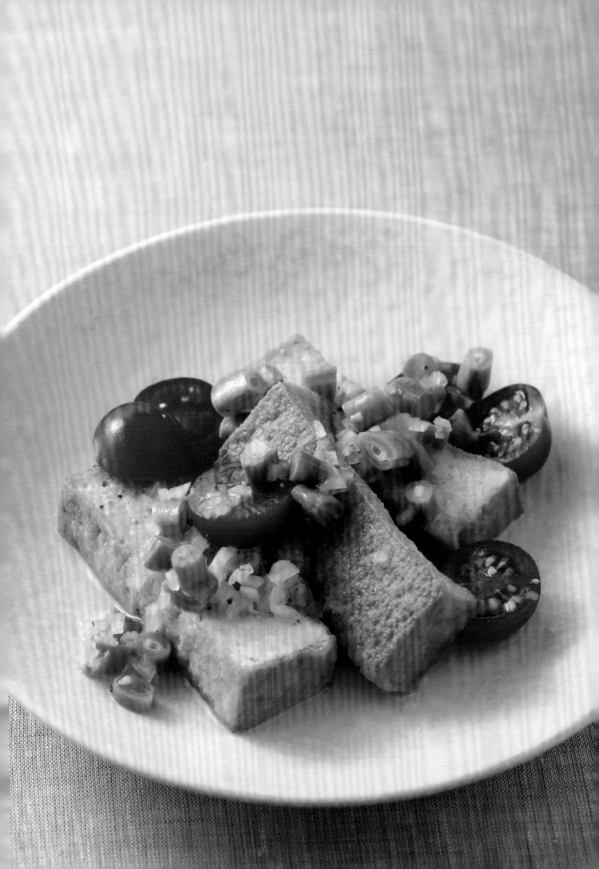

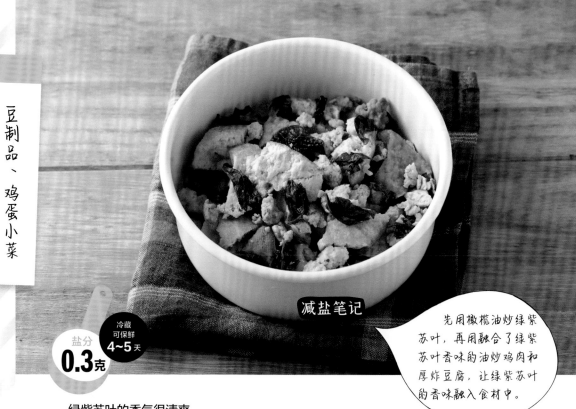

减盐笔记

先用橄榄油炒绿紫苏叶，再用融合了绿紫苏叶香味的油炒鸡肉和厚炸豆腐，让绿紫苏叶的香味融入食材中。

盐分
0.3克

冷藏
可保鲜
4~5天

绿紫苏叶的香气很清爽。

厚炸豆腐炒绿紫苏叶鸡肉末　1人份 173 千卡

食材 / 容易制作的分量（1 人份 ×4 餐）

厚炸豆腐……1 大块（250 克）

鸡肉末……100 克

绿紫苏叶（撕成一口大小）……10 片

橄榄油……1 大勺

白葡萄酒……1 大勺

酱油……1 小勺

制作方法

1　厚炸豆腐在开水中烫一下，去油，切成小块。

2　在平底锅中倒入橄榄油，中火加热，将绿紫苏叶摊开放入锅中。用小火炒至酥脆，盛出备用。

3　转回中火炒鸡肉末，炒熟后加入 1 翻炒。鸡肉末炒至金黄色，加入白葡萄酒和酱油快速翻炒，再将炒好的绿紫苏叶倒入锅中，关火。

食用报告　加入橄榄油、白葡萄酒和酱油的风味很新奇。能充分感受到鸡肉末的鲜味和绿紫苏叶的风味。

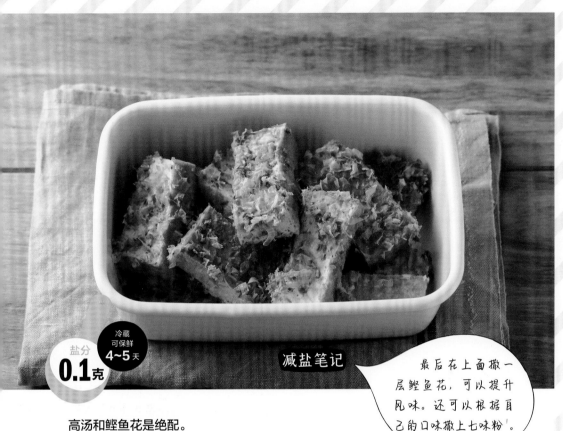

盐分
0.1克

冷藏
可保鲜
4~5天

减盐笔记

最后在上面撒一层鲣鱼花，可以提升风味。还可以根据自己的口味撒上七味粉[1]。

高汤和鲣鱼花是绝配。

鲣鱼花煮厚炸豆腐

1人份 122 千卡

食材 / 容易制作的分量（1人份 ×4 餐）

厚炸豆腐……1½ 块（300 克）

鲣鱼花……5 克

a 海带鲣鱼高汤……1 杯
味啉…1 小勺
酱油……⅓ 小勺

制作方法

1 将厚炸豆腐放入开水中去油，切成 1.5 厘米宽的小块。

2 将 a 放入锅中，开中火。再将 1 放入锅中，煮 14~15 分钟，直至收干汤汁。

3 在盘底铺上鲣鱼花，将 2 装进盘子里，再在厚炸豆腐上撒一层鲣鱼花。

食用报告 撒在厚炸豆腐上的鲣鱼花即使味道很淡也很有滋味。一点点酱油也有很强的存在感。

1 日本常见的作料，由辣椒粉和其他 6 种不同的香料配制而成。——译注

豆腐炒得焦黄，香喷喷的。

咖喱炒豆腐

| 1 人份　131 千卡 |

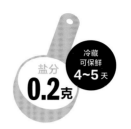

盐分 **0.2**克

冷藏
可保鲜
4~5天

食材 / 容易制作的分量（1 人份 ×4 餐）

木棉豆腐[1]……1 大块（400 克）

菠菜……200 克

小麦粉……适量

咖喱粉……2 小勺

橄榄油……1 大勺

制作方法

1　将木棉豆腐切成 1 厘米宽的片，用厨房纸巾包好，轻压，吸干水分。

2　菠菜用开水焯至变色，放入冷水中，切成 4 厘米长的小段。

3　在处理好的豆腐比较宽的那一面上撒一层薄薄的小麦粉，再撒上咖喱粉。

4　平底锅中倒入橄榄油，中火加热，将 3 煎至两面金黄。放入 2，炒干水分。

减盐笔记

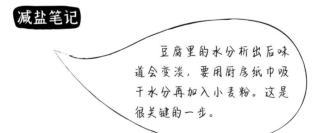

豆腐里的水分析出后味道会变淡，要用厨房纸巾吸干水分再加入小麦粉。这是很关键的一步。

食用报告　因为豆腐口感温和，所以咖喱味很自然。放几天后，会变得有些湿润，又是另一种风味。

1　在豆浆中加入凝固剂，使其凝固，再在模具箱里铺上布，注入豆浆压制而成的豆腐。因其表面有布纹，所以被称为"木棉豆腐"。"木棉"一词在日语里有棉布的意思。——译注

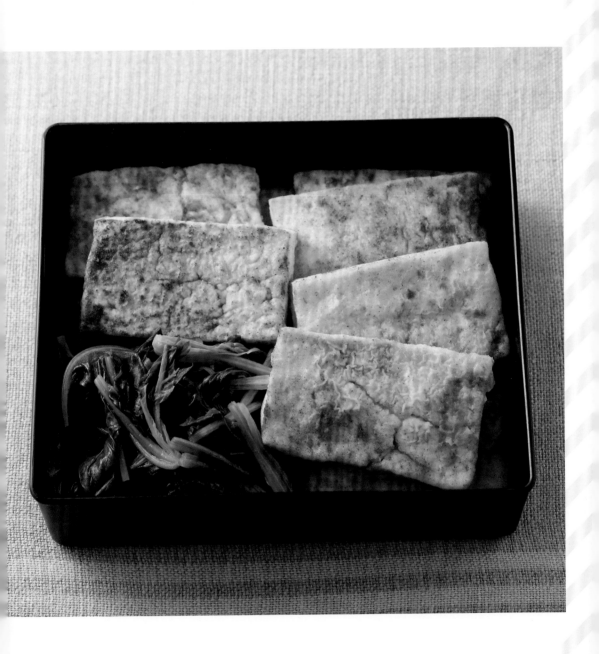

带鲜味的番茄要炒至汤汁消失的程度。

西班牙煎蛋卷

1 人份　152 千卡

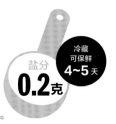

盐分 **0.2克**

冷藏可保鲜 **4~5** 天

食材 / 容易制作的分量（1 人份 ×4 餐）

鸡蛋……4 个（200 克）

番茄……1 小个（150 克）

洋葱……½ 个（100 克）

红彩椒……⅔ 个（100 克）

芹菜……⅓ 根（40 克）

西蓝花……4~5 小朵（80 克）

蘑菇……1 包（100 克）

橄榄油……1½ 大勺

百里香碎（干料）、胡椒粉……各少量

制作方法

1　将番茄、洋葱、红彩椒、芹菜、西蓝花切成 1.5 厘米宽的小块。将蘑菇纵切成两半，再切成约 5 毫米宽的小块。切好的西蓝花焯水备用。

2　平底锅中放入 1 大勺橄榄油，中火加热，将 1 中番茄以外的食材放入锅中翻炒。洋葱炒至透明状，加入百里香碎、胡椒粉、番茄。将番茄炒碎，直至没有汤汁。

3　将鸡蛋打散，加入 2 中，搅拌均匀，盛出。

4　将剩余的橄榄油倒入平底锅中，中火加热，再将 3 倒入锅中。用小火煎 12~13 分钟，煎至两面金黄。

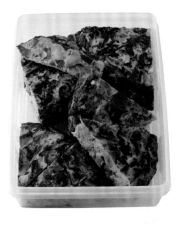

减盐笔记

番茄已经几乎看不出原本的形状了。重点是让鲜味和酸味融入食材中。

食用报告　这道菜馅料丰富，色彩鲜艳。每种蔬菜都有自己的味道，让人感觉很满足。是一道适合当早餐的预制小菜。

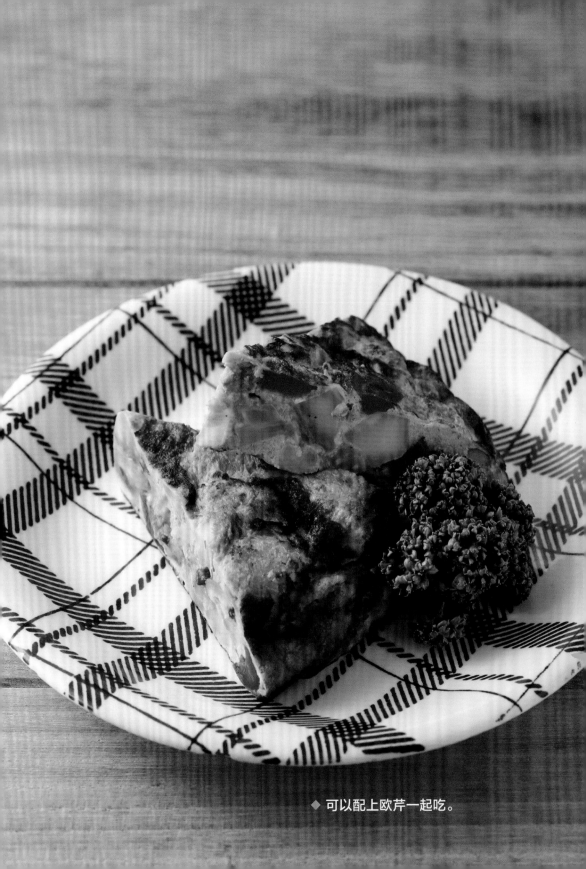

◆ 可以配上欧芹一起吃。

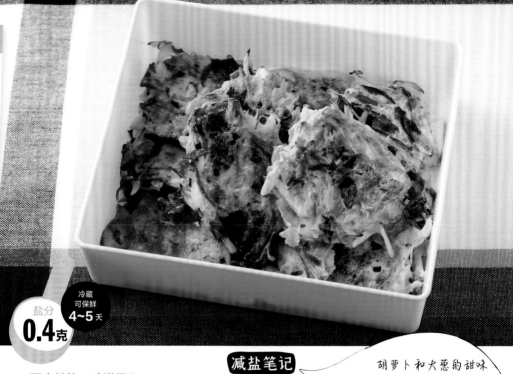

盐分
0.4克

冷藏
可保鲜
4~5天

蛋衣松软，味道柔和。

减盐笔记

胡萝卜和大葱的甜味
融入了鸡蛋中。可以根据
自己的喜好和减盐目标配
上辣椒油、黄芥末酱或醋
酱油来调整口味。

裙带菜煎饼

1 人份 85 千卡

食材 / 容易制作的分量（1 人份 ×4 餐）

鸡蛋……2 个（100 克）

干裙带菜……5 克

大葱（竖着切成两半后斜切成薄片）

……⅘ 根（80 克）

胡萝卜……¼ 根（30 克）

小麦粉……1 大勺

色拉油……1 大勺

制作方法

1　干裙带菜用水泡发，冲洗干净，挤干水分。

2　将 1 和大葱、胡萝卜混合在一起，加入小麦粉，搅拌均匀。再加入打好的鸡蛋，搅拌均匀。

3　平底锅中倒入色拉油，中火加热，将 2 摊成一个个直径为 4~5 厘米的圆饼，煎至两面金黄即可。

食用报告　裙带菜的口感和味道都很好，还能尝到大葱和胡萝卜的甜味。可能是因为加了小麦粉，吃起来很像韩式杂菜饼。

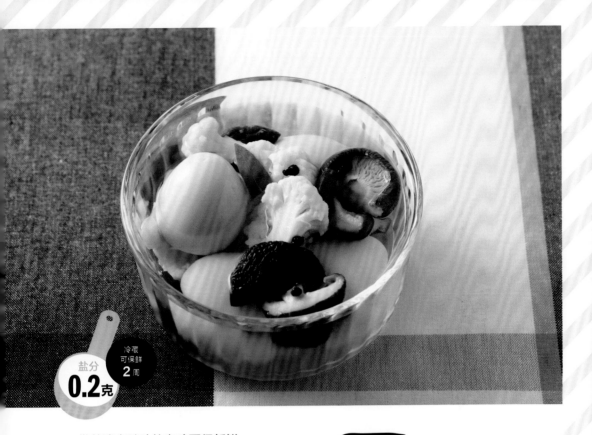

盐分
0.2克

冷蛋
可保鲜
2周

带着清爽酸味的煮鸡蛋很新鲜。

卤蛋泡菜 [1]

1 人份 111 千卡

减盐笔记

腌制3~4天，
完全入味了即可
食用。

食材 / 容易制作的分量（1 人份 ×4 餐）

鸡蛋……4 个（200 克）

胡萝卜……⅓ 根（50 克）

花椰菜……⅙ 棵（50 克）

香菇……4 个（60 克）

　┌ 醋、水……各 1½ 杯

　│ 白砂糖……2 小勺

a │ 月桂叶……1 片

　│ 红辣椒……1 根

　└ 黑胡椒粒……少量

制作方法

1　将 a 放入锅中，煮一会儿。

2　将鸡蛋煮熟，去壳，放入 1 中。

3　将胡萝卜切成 7~8 毫米宽的薄片，花椰菜
　切成小块，一起放入开水中焯 30~40 秒，
　沥干水分，放入 2 中。

4　香菇去蒂，切成两半。在烤架上烤 4~5 分
　钟，加入 3 中。

食用报告 　卤汁的酸味和煮鸡蛋醇厚的味道是
绝配。这些食材放在一起也很好看。

1　原文指西式泡菜，例如腌酸黄瓜等。——译注

53

突出风味

突出风味

咖喱粉、红辣椒等辛辣的香料和月桂、百里香等具有独特香味的香草都是减盐食谱中不可或缺的存在。

如果使用香料，即使盐味很淡也能增进食欲。但是，如果过量使用，会盖住食材本身的味道，一定要注意这一点。

香草有很多种类，除了月桂和百里香，还有罗勒和牛至等。如果不擅长分开使用这些香草，可以使用组合好的香草料包。

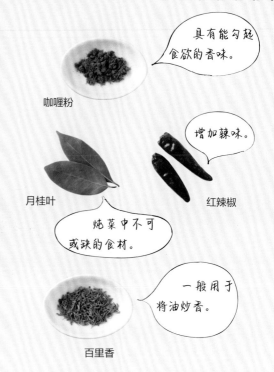

> 具有能勾起食欲的香味。

咖喱粉

> 增加辣味。

月桂叶　　　　　　　　红辣椒

> 炖菜中不可或缺的食材。

> 一般用于将油炒香。

百里香

> 香味和口感让味道更丰富。

芝麻

核桃

杏仁

享受坚果的口感

坚果是香而不腻的风味食材。吃香脆的芝麻、酥脆的核桃、有嚼劲的杏仁等坚果时发出的热闹声响，可以弥补盐味淡的不满足感。注意要使用未经调味的不含盐的坚果。

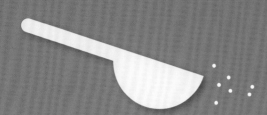

4

蔬菜、芋头小菜

制作蔬菜和芋头类小菜的关键是充分发挥食材本身的甜味和鲜味。为了直接引出食材本身的味道，要尽量使用新鲜蔬菜。

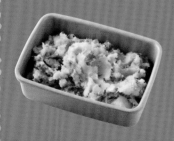
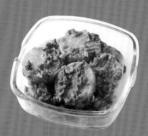
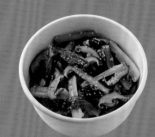

柚子的清香很好闻。

豆腐小炒

1 人份　89 千卡

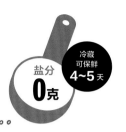

盐分 **0**克

冷藏
可保鲜
4~5天

食材 / 容易制作的分量（1 人份 × 4 餐）

白萝卜……200 克

胡萝卜……¼ 根（30 克）

油炸豆腐……2 块（40 克）

干木耳……4 朵

橄榄油……½ 大勺

a 醋……3 大勺

海带鲣鱼高汤……2 大勺

白砂糖……1 小勺

炒白芝麻……2 大勺

柚子皮（切成细丝）……½ 块

制作方法

1 干木耳用水泡发，洗净，去掉根部，切成细丝。

2 油炸豆腐从较窄的那一边对半切开，切成细丝。在开水中焯一下，去油，挤干水分。

3 将白萝卜和胡萝卜分别切成 3~4 厘米长的细丝。

4 平底锅中倒入橄榄油，中火加热，将 3 放入锅中翻炒。等 3 变软后，再加入 1、2，轻轻翻炒，盛出来平铺在盘底。

5 将 a 倒入盘中，混合均匀，放至冷却。

食用报告 芝麻很酥脆，木耳的口感也很好。这道菜的味道清爽得不像炒出来的菜。

用翻炒代替放盐

在用醋做凉拌菜时，通常会有"放盐"这个步骤。往食材上撒盐，可以除去食材中多余的水分，让菜肴更入味。但是，这样会增加盐的摄入量。

上面提到的"小炒"是指炒制食材，让味道渗透进去。糖除了有和盐一样的脱水作用，还可以除去冷冻食材里的水分。就算不加盐，也可以使用其他方法巧妙地给食材脱水。

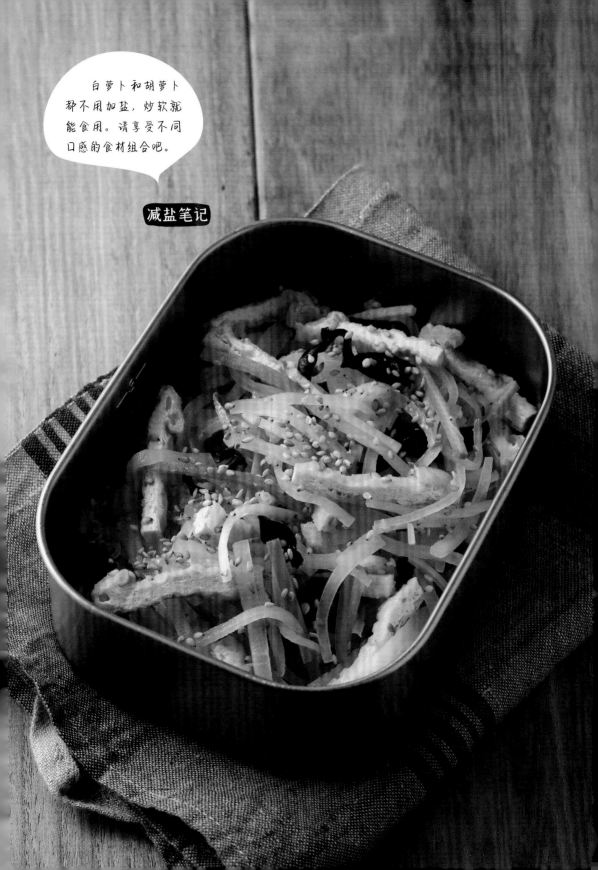

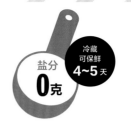

盐分
0克

冷藏
可保鲜
4~5天

芝麻油和芝麻粒搭配在一起特别香。

芝麻炒干香菇小松菜

1人份 42千卡

食材 / 容易制作的分量（1人份 ×4 餐）

小松菜……200 克

干香菇……4 个

芝麻油……½ 大勺

炒白芝麻……1⅓ 大勺

制作方法

1 干香菇用水泡发，洗净。去掉根部，切成
   细丝。

2 小松菜用开水焯烫至变色，然后放入冷水
   中。沥干水分，切成 3~4 厘米长的小段。

3 平底锅中倒入芝麻油，中火加热，将 1、2
   放入锅中翻炒。每种食材都被油浸过后，
   再加入炒白芝麻快速翻炒一下。

减盐笔记

用带鲜味的干香菇搭配
香喷喷的芝麻油和芝麻粒，
即使不放任何作料，这道菜
也很美味！

食用报告　小松菜口感爽脆，干香菇炒出的汤汁口感柔和。

蔬菜、芋头小菜

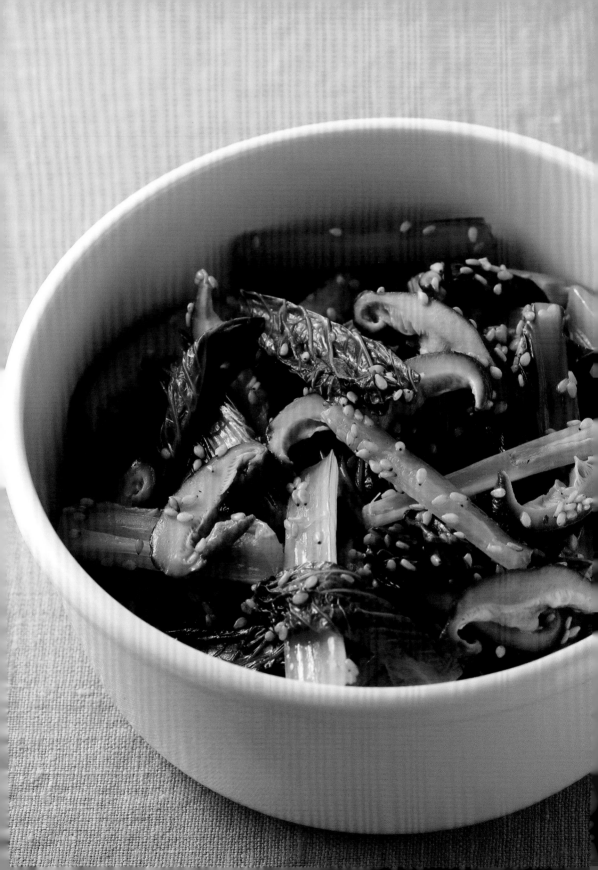

酒糟的风味很高级。

酒糟煮芹菜

| 1 人份　41 千卡 |

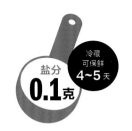

盐分
0.1克

冷藏
可保鲜
4~5天

食材 / 容易制作的分量（1 人份 ×4 餐）

芹菜……2 小根（200 克）

a | 海带高汤……¾ 杯
　 | 味啉……1 小勺

酒糟……50 克

制作方法

1 将酒糟撕成小块，用 ¼ 杯水泡软。

2 芹菜去筋，切成 4~5 厘米长的小段。将比较粗的部分竖着切成 2~3 段。

3 将 a 放入锅中，开中火，再将 2 放入锅中。盖上锅盖，煮 15~20 分钟，直到芹菜变软（中途要注意火候，以免水分流失）。

4 将 1 放入锅中，煮至汤汁浓稠。

减盐笔记

说起酒糟，可能会让人想到粕汁酱汤、酒糟腌菜等菜肴。实际上，酒糟的盐分为零，香味也很浓。不必加盐，让酒糟发挥本身的味道吧。

食用报告 🍴 芹菜煮得很软，几乎入口即化，味道香甜，酒糟也很香，十分美味。和日本酒很搭。

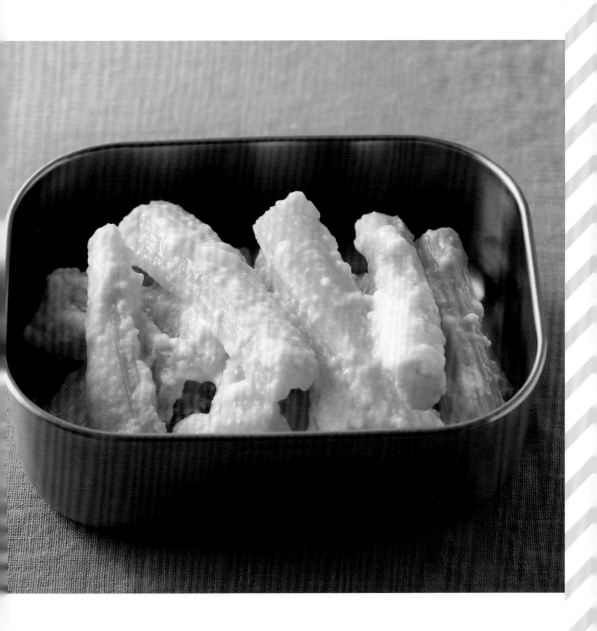

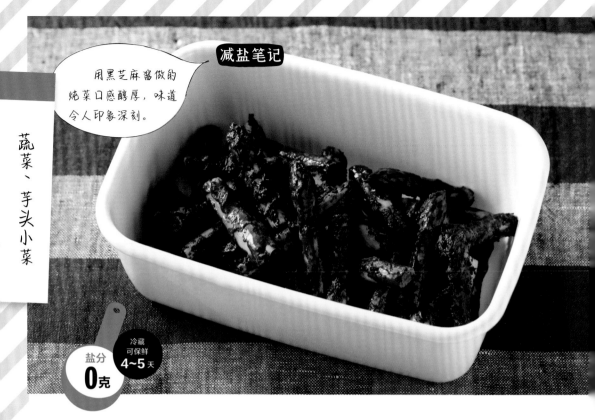

减盐笔记

用黑芝麻酱做的炖菜口感醇厚，味道令人印象深刻。

盐分
0克

冷藏
可保鲜
4~5天

满满的黑芝麻酱，醇厚香甜！

黑芝麻酱炖芦笋

1 人份 55 千卡

食材 / 容易制作的分量（1 人份 ×4 餐）

青芦笋……10 根（200 克）

海带高汤……½ 杯

黑芝麻酱……1½ 大勺

白砂糖……½ 小勺

制作方法

1 将青芦笋切成 4~5 厘米长的小段，放入开水中煮熟，再放入竹篓中。

2 在锅中煮沸海带高汤，放入 **1**。再次煮沸后，加入黑芝麻酱、白砂糖，将汤汁煮至浓稠，拌匀。

食用报告 　漆黑的外观看上去很厉害！入口时，芝麻酱的甜味让人心旷神怡。

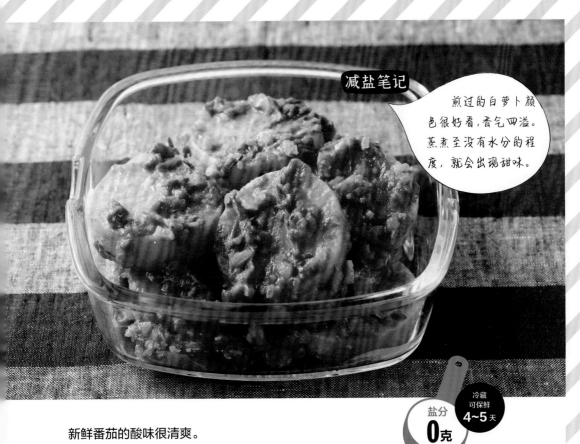

煎过的白萝卜颜色很好看,香气四溢。蒸煮至没有水分的程度,就会出现甜味。

冷藏
可保鲜
4~5 天

盐分
0 克

新鲜番茄的酸味很清爽。

咖喱煮番茄白萝卜

1 人份 63 千卡

食材 / 容易制作的分量（1 人份 ×4 餐）

白萝卜……⅓ 根（400 克）

洋葱……¼ 个（50 克）

大蒜……½ 瓣

番茄……1 个（200 克）

橄榄油……1 大勺

咖喱粉……1 小勺

月桂叶……1 片

百里香碎（干料）……少量

食用报告

甜甜的萝卜中也有咖喱的味道,非常美味。能尝到番茄的酸味和鲜味以及月桂和百里香的香味,很清爽。

制作方法

1 将白萝卜切成 1.5 厘米厚的圆片。

2 洋葱、大蒜切末,番茄切成 1 厘米见方的小块。

3 平底锅中加入橄榄油,中火加热,放入 1。盖上锅盖,慢慢煎,煎至一面金黄时翻面,直至另一面也变成金黄色。

4 加入洋葱末、大蒜末和咖喱粉,再加入番茄、月桂叶、百里香碎、¾ 杯开水。盖上锅盖,不时搅拌,煮 15~20 分钟。

5 煮至萝卜变软,几乎没有汤汁即可。

只用高汤煮一下就很好吃。

高汤煮小油菜金针菇

1人份 13千卡

食材 / 容易制作的分量（1人份 ×4 餐）

小油菜……3 棵（300 克）

金针菇……½ 袋（100 克）

海带鲣鱼高汤……¾ 杯

制作方法

1 将小油菜的叶子切成 4~5 厘米长的小段，根部竖切成 8 等份。金针菇去蒂，从根部撕开。

2 将高汤煮沸，放入小油菜的根部，稍微煮一下。再放入小油菜的叶子和金针菇，盖上锅盖，中火煮 2~3 分钟，直至煮软。

减盐笔记

小油菜和金针菇各自有不同的鲜味，即使只用高汤煮一下也很美味。

食用报告 经常被切掉的小油菜的根部既有嚼劲又香甜可口，让人印象深刻。

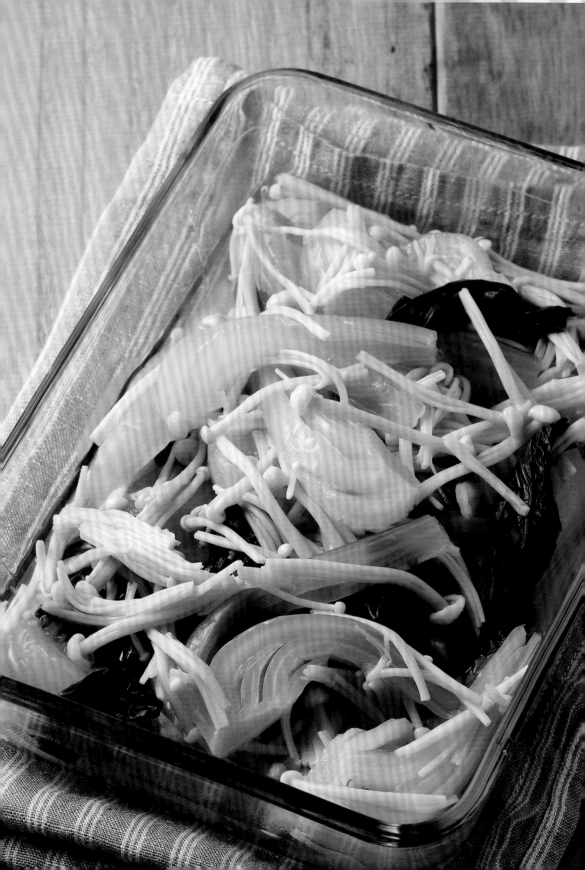

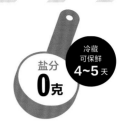

盐分 **0**克

冷藏可保鲜 **4~5**天

因为是预制菜，所以沙拉里的胡萝卜也要加热。

胡萝卜拌白萝卜干沙拉

1 人份 54 千卡

食材 / 容易制作的分量（1 人份 ×4 餐）

胡萝卜……1 根（150 克）

白萝卜干……50 克

a│醋……2 小勺
│胡椒粉……少量
│橄榄油……1 大勺

制作方法

1 白萝卜干用清水搓洗 2~3 次，再用水泡 20 分钟，轻轻挤干水分。

2 胡萝卜切成 4 厘米长、5 毫米宽的细条。

3 锅里放足量的水，煮沸后放入 1、2。再次煮沸后，将水沥干，盛出备用。

4 将 a 依次加入 3 中，搅拌均匀。

减盐笔记

经常用来烹制炖菜的白萝卜干被做成沙拉，感觉很特别。用来调味的作料要依次加入，使味道混合在一起。

食用报告 酸味中带着橄榄油的香气。胡萝卜和白萝卜干的口感不同，但都很有嚼劲。

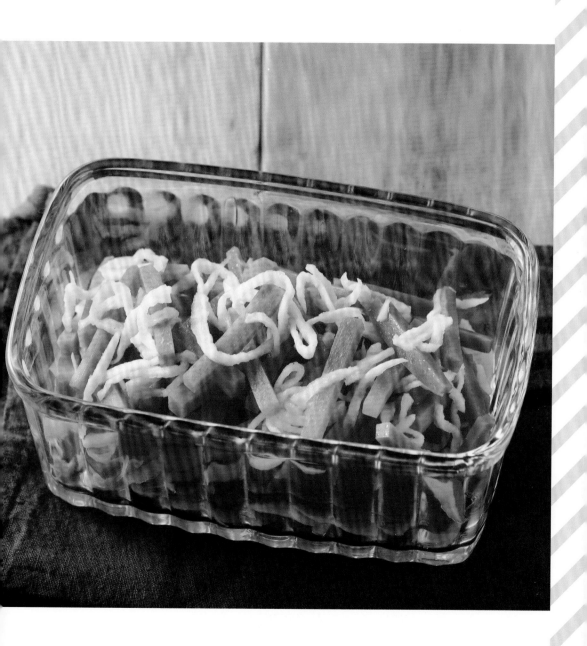

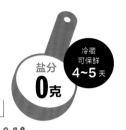

盐分 **0**克

冷藏
可保鲜
4~5天

蔬菜、芋头小菜

突出了番茄的鲜味。

香草煮红色蔬菜

1 人份　77 千卡

食材 / 容易制作的分量（1 人份 ×4 餐）

a｜红彩椒……1 个（150 克）
　｜黄彩椒……1 个（150 克）
　｜胡萝卜……⅔ 根（80 克）

番茄……1½ 个（300 克）

洋葱……¼ 个（50 克）

大蒜……½ 瓣

橄榄油……1 大勺

b｜月桂叶……1 片
　｜百里香碎（干料）、胡椒粉……各少量

制作方法

1 将 a、番茄切成 1.5 厘米见方的小块。

2 将洋葱、大蒜切成末。

3 将橄榄油和大蒜放入平底锅中，开中火，炒出香味后放入洋葱翻炒。洋葱炒软后，将 a 放入锅中。全部炒熟后，加入番茄和 b 翻炒一下，然后加入 ¼ 杯开水，盖上锅盖。

4 不时地搅拌，煮 15~20 分钟，直至蔬菜变软、汤汁煮干（如果锅中还有汤汁，可以打开盖子收汁）。

减盐笔记

慢慢将蔬菜煮熟，能让鲜味浓缩，使菜肴的味道变浓。

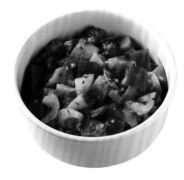

食用报告 番茄的酸味和鲜味与彩椒和胡萝卜的甜味很配。红色、黄色和橙色搭配在一起很鲜艳，几天后颜色仍然很漂亮。

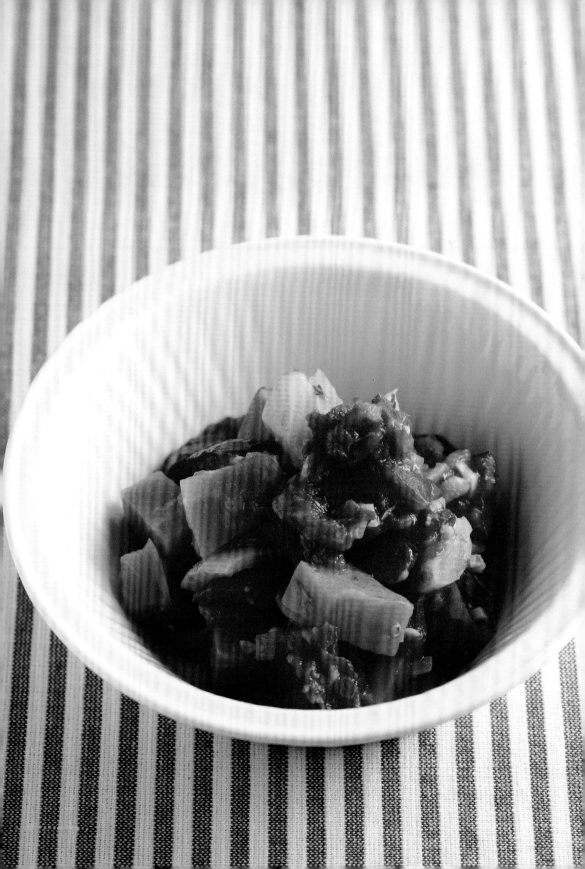

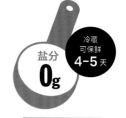

冷藏可保鲜 **4-5** 天

盐分 **0g**

香气四溢的白葡萄酒醋有浓郁的酸味。

白葡萄酒醋煮白色蔬菜

1人份 74 千卡

食材 / 容易制作的分量（1人份 ×4 餐）

花椰菜……⅔ 棵（200 克）

大葱……1½ 根（160 克）

芜菁……3~4 个（200 克）

洋葱……¼ 个（50 克）

大蒜……½ 瓣

橄榄油……1 大勺

月桂叶……1 片

胡椒粉……少量

白葡萄酒醋……¼ 杯

制作方法

1 大葱竖着切成两半，再切成 2 厘米长的小段。芜菁、花椰菜切成 1.5~2 厘米见方的小块。

2 大蒜、洋葱切成末。

3 将橄榄油和大蒜放入平底锅中，中火加热，炒出香味后加入洋葱翻炒。洋葱变软后加入 1，翻炒至大葱变软。加入 ¾ 杯开水、月桂叶、胡椒粉，盖上锅盖，煮 15~20 分钟。

4 当蔬菜变软且没有汤汁时，加入白葡萄酒醋，一边搅拌一边煮 2 分钟左右。

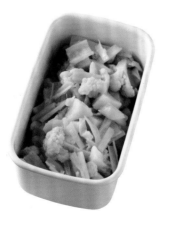

减盐笔记

为了保留清爽的香气和风味，一定要最后加白葡萄酒醋。

食用报告 和高雅的白色外观不一致的是，这道菜有浓郁的酸味。芜菁和大葱又甜又软，令人印象深刻。

70

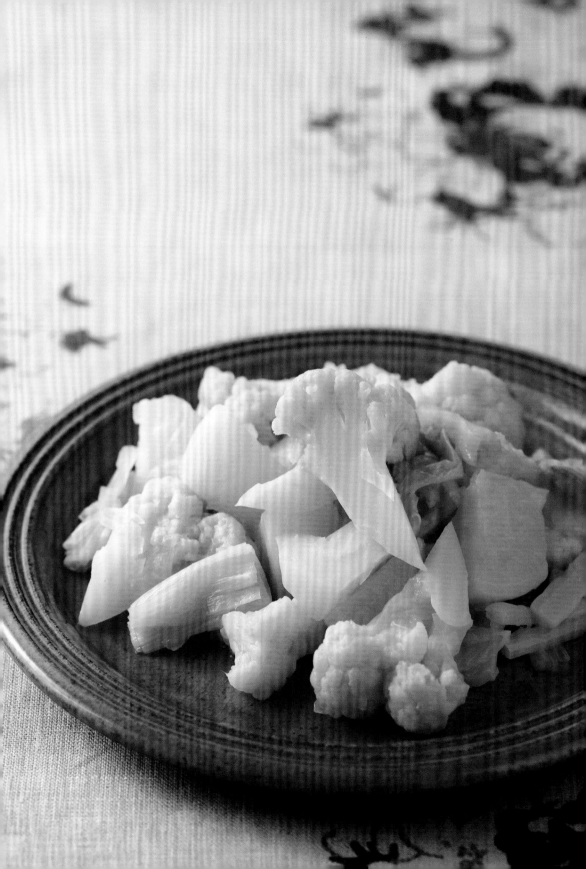

蔬菜、芋头小菜

爽脆的莲藕配上辛辣的花椒。

腌莲藕牛蒡

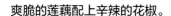

1人份 47千卡

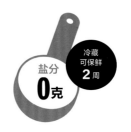

盐分 **0克**

冷藏可保鲜 **2**周

食材 / 容易制作的分量（1人份 ×4 餐）

莲藕……1节（150克）

牛蒡……½根（100克）

a | 水……1杯
生姜薄片……2片
大蒜（末）……½瓣
红辣椒（末）……1根
花椒（粒）……½小勺

醋……½杯

制作方法

1　莲藕和牛蒡切成一口大小，放入水中浸泡。

2　将牛蒡放入开水中，煮3分钟。加入莲藕再煮1分钟。捞出食材，放入竹篓中沥干水分，再倒入保鲜盒中。

3　将a放入小锅中，中火炖煮。煮沸后关火，加醋。

4　将2倒入3中浸泡，让味道融合。

减盐笔记

加醋之后放置 4~5 天，口感会变得柔软。可以切成小块用来拌饭，或者和其他蔬菜拌在一起做醋拌菜。

食用报告　在红辣椒和花椒的双重作用下，麻辣味十足。酸味也很足，是适合成年人吃的腌菜。

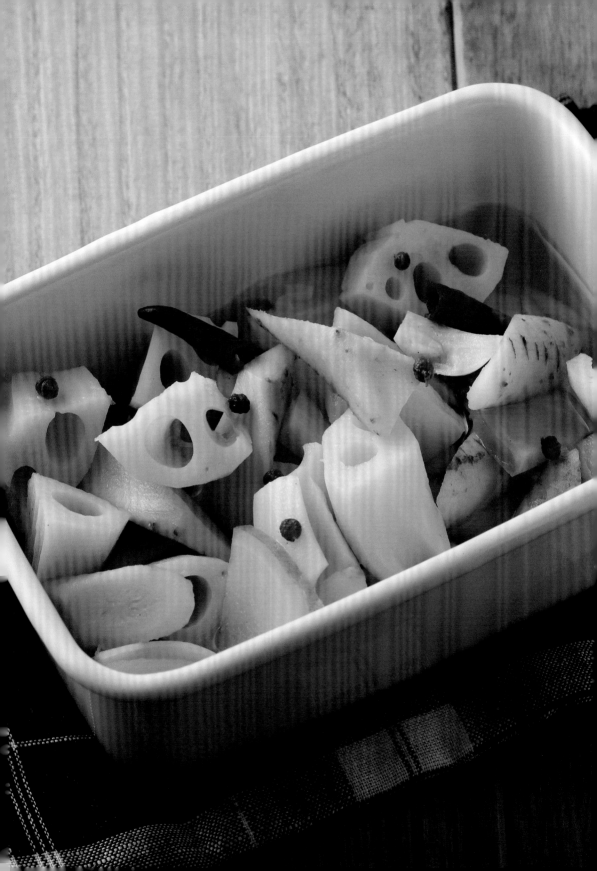

带甜味的彩椒配上香草的香味！

彩椒泡菜

1 人份 22 千卡

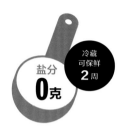

盐分
0克

冷藏
可保鲜
2周

食材 / 容易制作的分量（1 人份 ×4 餐）

红彩椒、黄彩椒……各 1 个（共 100 克）

a
- 醋……½ 杯
- 水……¾ 杯
- 月桂叶（撕碎）……½ 片
- 百里香碎、牛至碎（皆干料）……各 ⅓ 小勺
- 黑胡椒粒……½ 小勺

制作方法

1 红、黄彩椒去蒂、去籽，纵切成 4 等份，再斜切成 1.5 厘米宽的小块。

2 将 a 放入锅中，开中火。煮沸后加入 1，搅拌至所有食材都浸在泡菜汁中，煮 2 分钟。

3 关火，静置，使之入味。

减盐笔记

加入香草和黑胡椒粒制成了西式泡菜汁。用泡菜汁来煮，可以突出彩椒的甜味，让味道更浓郁。

食用报告 彩椒的甜味和香草的味道很清爽。不喜欢吃辣可以不放黑胡椒粒，喜欢吃辣可以多放一些。

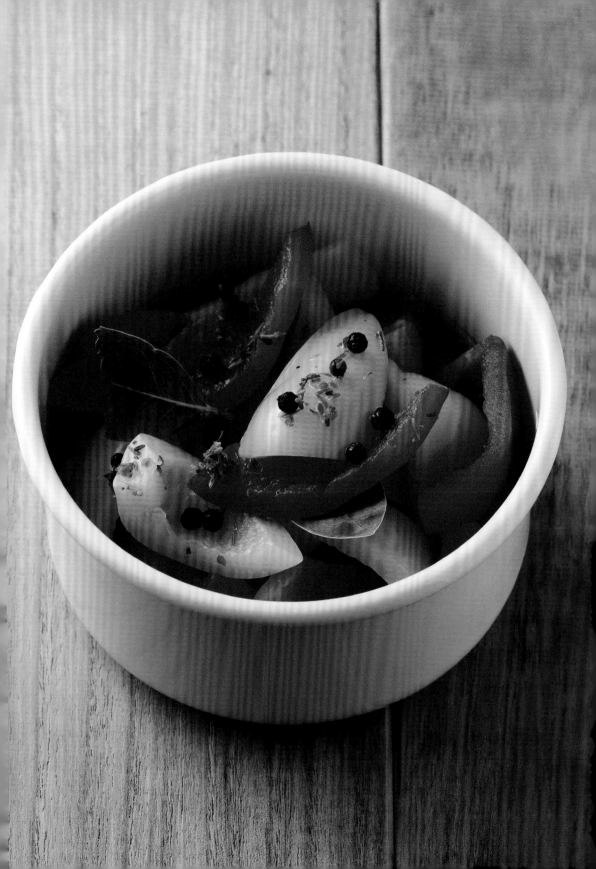

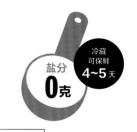
蔬菜、芋头小菜

南瓜又甜又酸，极具日式风味！

南瓜香菜黑醋沙拉

1 人份　98 千卡

食材 / 容易制作的分量（1人份 ×4 餐）

南瓜……¼ 个（300 克）

| 香菜……30 克
| 洋葱……¼ 个（50 克）

胡椒粉……少量

黑醋……2 大勺

芝麻油……2 小勺

制作方法

1　将香菜切成末，洋葱切成薄片。

2　南瓜去皮后，切成一口大小。

3　用开水煮南瓜，变软后把水倒掉。趁热将 1 加进去，一边搅拌一边捣碎南瓜。

4　放凉后，依次加入胡椒粉、黑醋和芝麻油，拌匀。

减盐笔记

将南瓜煮熟后倒掉水，趁还热的时候依次加入作料，使其充分入味。香菜独特的风味令人印象深刻。

食用报告 🍴 南瓜的甜味、黑醋和芝麻油的浓郁香气以及香菜独特的风味在口中融合！这种不可思议的味道让人忍不住一尝再尝。

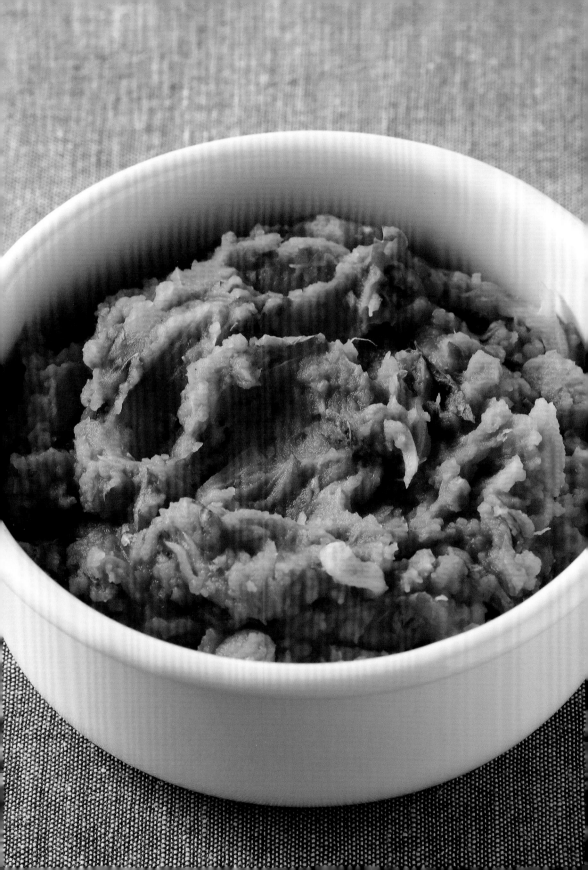

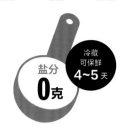

盐分 **0**克

冷藏可保鲜 **4~5**天

只放少量作料，味道朴素、干净。

韩式拌卷心菜

1 人份 26 千卡

食材 / 容易制作的分量（1 人份 ×4 餐）

卷心菜……¼ 棵（300 克）

| 大葱……⅕ 根（20 克）

| 大蒜……1 瓣

芝麻油……1 小勺

辣椒粉……少量

制作方法

1 卷心菜切成边长为 2~3 厘米的方块。

2 大葱、大蒜切成末。

3 锅里放足量的水，烧开，将 1 放入锅中。沥干水分后放入保鲜盒中。

4 趁卷心菜还热的时候将 2 加进来搅拌，使香味融合。最后倒入芝麻油，撒上辣椒粉。

减盐笔记

如果想让调味蔬菜的香味融入食材中，就一定要在卷心菜煮熟后马上将它们加进去。也可以用同样的方法拌芦笋和豌豆。

食用报告 只放了少量作料，卷心菜的甜味、芝麻油的醇香、大葱和大蒜的香味融合在一起，比一般的拌菜味道更浓郁，很好吃。

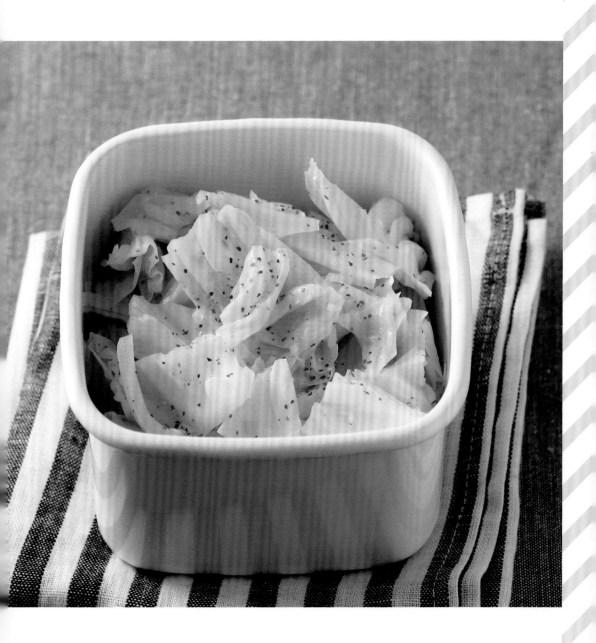

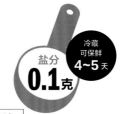

盐分
0.1克

冷藏
可保鲜
4~5天

放了大量欧芹碎，香气四溢。

胡椒拌土豆金枪鱼

1 人份 79 千卡

食材/容易制作的分量（1 人份 ×4 餐）

土豆……2 个（250 克）

胡椒粉……少量

水煮金枪鱼罐头（未添加食盐）……1 罐（75 克）

欧芹碎……2 大勺（10 克）

橄榄油……2 小勺

制作方法

1 土豆去皮，切成小块，洗净。

2 将土豆煮熟，变软后倒掉开水，沥干水分，捣成土豆泥。趁热加入胡椒粉、金枪鱼肉、欧芹碎拌匀。再一点一点地加入橄榄油，继续搅拌。

减盐笔记

这道菜使用未添加食盐的水煮金枪鱼罐头（每罐 75 克，含 0.2 克盐分），与一般的水煮金枪鱼罐头相比，含盐量约为一半，但鲜味十足，吃起来很有满足感。

食用报告 　橄榄油的香味搭配欧芹碎很清爽。加点蛋黄酱，做成三明治的馅料也很好吃。

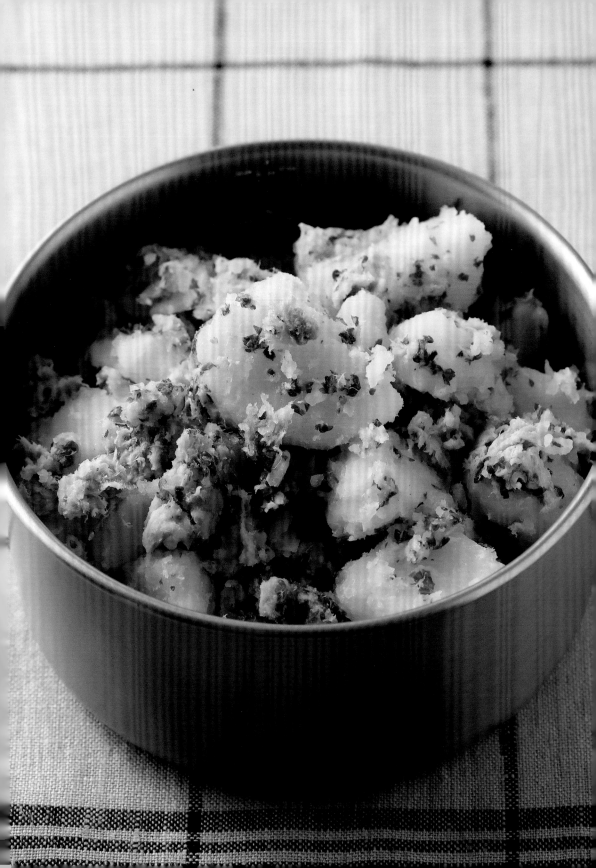

蔬菜、芋头小菜

红薯与梅干搭配在一起的酸甜味道很新鲜。

梅子味红薯沙拉

1 人份 99 千卡

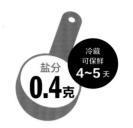

盐分 **0.4克**

冷藏可保鲜 **4~5** 天

食材 / 容易制作的分量（1 人份 ×4 餐）

红薯……1 大个（250 克）

梅干（含盐量为 7%）……1 颗（20 克）

野姜……2 块（40 克）

小葱……5~6 根（30 克）

胡椒粉……少量

醋……1 大勺

芝麻油……1 小勺

制作方法

1 红薯去皮，切成 2 厘米厚的小块，放入水中，浸泡 30 分钟。

2 将野姜切成小块，小葱切成小段。

3 梅干去核，剁成糊状。

4 将 1 煮熟，变软后捞出盛盘。趁热将 2 加进去，一边捣碎一边搅拌。

5 放凉后依次加入 3、胡椒粉、醋、芝麻油，拌匀。

减盐笔记

使用含盐量为 7% 的减盐型梅干（1 颗 20 克梅干的盐分是 1.4 克）。和一般的梅干相比，大约只有一半的盐分。

食用报告 因为放了梅干，所以整体上是梅子风味的。红薯的甜味、芝麻油的香味加上野姜的风味组成了层次丰富的味道，得到了摄影工作人员的好评。

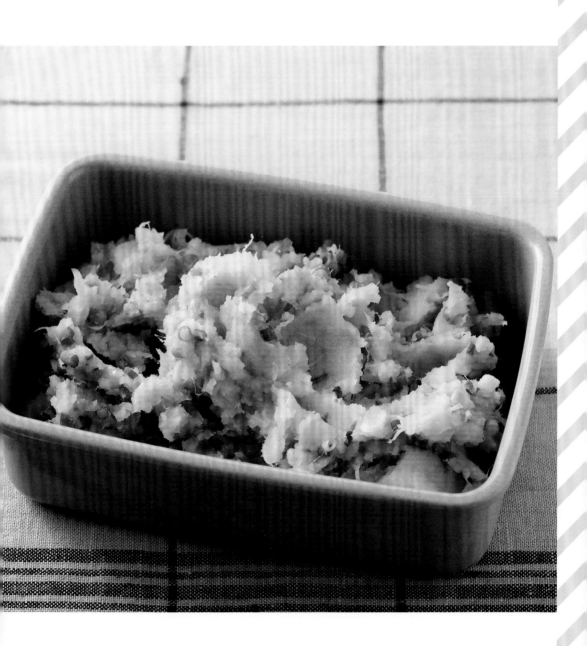

大蒜的香气令人食欲大增，黑胡椒风味十足。

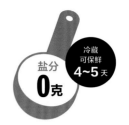

盐分
0克

冷藏
可保鲜
4~5天

黑胡椒炒山药

1 人份　57 千卡

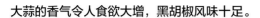

食材 / 容易制作的分量（1 人份 ×4 餐）

山药……250 克

大蒜……1 瓣

橄榄油……½ 大勺

黑胡椒粉……少量

制作方法

1　山药切成 1.5 厘米宽的小块。大蒜捣碎。

2　将橄榄油和大蒜放入平底锅中，开中火，炒出香味后加入切好的山药。煎至整体焦黄变软后，撒上黑胡椒粉。

减盐笔记

　　橄榄油、大蒜、黑胡椒是令人食欲大增的搭配。山药煎得焦黄酥脆。

食用报告　　煎得焦黄的山药很香，外脆里嫩。虽然味道有点淡，但是山药的口感很有趣，让人食指大动。

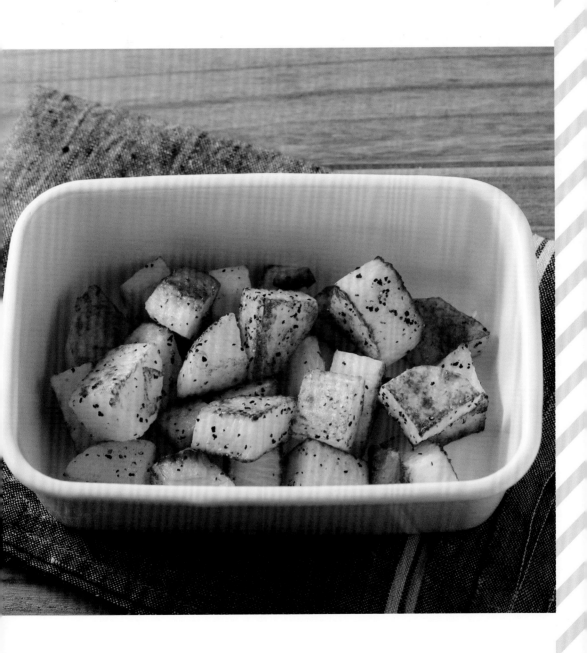

花椒的香味和辣味很有存在感！

高汤炖青花椒芋头

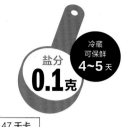

盐分 **0.1**克

冷藏可保鲜 **4~5**天

1人份 47千卡

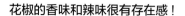

食材/容易制作的分量（1人份×4餐）

芋头……300 克

青花椒……10 克

海带鲣鱼高汤……1¼ 杯

制作方法

1 芋头去皮，切成两半。用盐（不包含在食谱标明的食材中）搓出黏液，再用水冲洗干净。用加了少量醋（不包含在食谱标明的食材中）的开水煮 12~13 分钟，彻底去除黏液，沥干水分。

2 将海带鲣鱼高汤倒入锅中，放入青花椒、芋头，开中火。煮沸后将火调小，再煮 15~16 分钟，直至芋头煮熟、变软。要不时地上下搅动，以免加热不均。

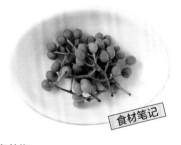

食材笔记

青花椒

　　具有独特的辣味和清凉感，多用于佃煮。

减盐笔记

　　充分体现了青花椒的风味，与芋头的醇厚滋味很搭。虽然没放盐，但味道很好。

食用报告　芋头独特的滑腻口感和青花椒略带刺激感的风味很搭，非常美味。

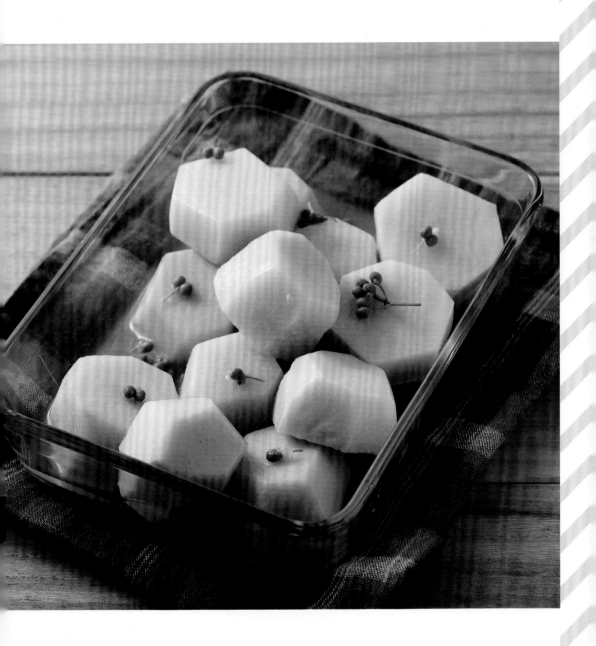

下面介绍一些用蔬菜制成的减盐酱料，可以浇在各种菜肴上，也可以蘸着吃。

切成薄片的柠檬又酸又清爽！

葱盐柠檬酱

1份 13千卡

1份

盐分 **0.2**克

冷藏可保鲜 **4~5**天

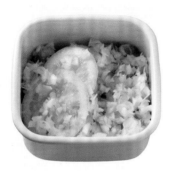

食材 / 容易制作的分量（1人份 ×4 餐）

大葱……⅘根（80克）

盐……⅙小勺

柠檬汁……3 大勺

柠檬片……2~3 片（20 克）

制作方法

1 将大葱切成末。

2 往 1 中加盐，搅拌均匀。再加入柠檬汁、柠檬片，放入冰箱中，浸泡 1~2 天。

特殊用法

浇在冷涮锅上。

盐分 **0.2**克

1份 94千卡

将葱盐柠檬酱（¼的量）浇在 3 片煮熟的火锅猪里脊片（30 克）和 1 片小叶生菜（15 克）上。

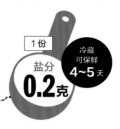

减盐笔记

切成末的大葱能与肉充分融合。柠檬的酸味很突出。

★ 还可以用于烹制红叶生菜沙拉、煎白身鱼肉。

食用报告 🍴 大葱的风味与柠檬的清爽感搭配在一起。咬一口柠檬片，会因更强烈的酸味而惊讶。

红彩椒的甜味和鲜味很浓郁。

红彩椒辣酱

1 份

盐分 0 克

冷藏可保鲜 **4～5 天**

1 份 84 千卡

烤过的红彩椒会缩水，甜味变浓，能衬托出蔬菜的新鲜度。

减盐笔记

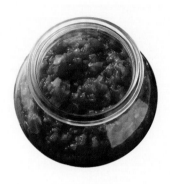

食材 / 容易制作的分量（1 人份 ×4 餐）

红彩椒……2 个（300 克）

洋葱……¼ 个（50 克）
大蒜……½ 瓣

橄榄油……2 大勺

粗辣椒粉（见第 32 页）……少量

醋……2 小勺

特殊用法

配上蔬菜条。

制作方法

1 用烤架将红彩椒烤至表面焦黄的状态。去皮，切成丁。

2 洋葱、大蒜切成末。

3 将 1 大勺橄榄油放入平底锅中，中火加热，将 2 煸香。洋葱变软后，将 1 放入锅中翻炒，直至炒干水分。

4 加入粗辣椒粉和醋，关火，再加入剩余的橄榄油，搅拌均匀。

盐分 0 克

1 份 100 千卡

将黄瓜（50 克）和白萝卜（50 克）切成长条，蘸红彩椒辣酱（¼ 的量）吃。

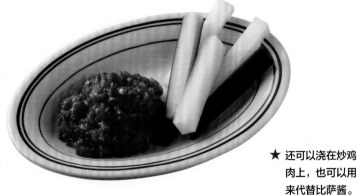

★ 还可以浇在炒鸡肉上，也可以用来代替比萨酱。

食用报告 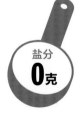 这是用煮熟的红彩椒制成的浓郁酱料。吃蔬菜条一般会蘸蛋黄酱或味噌，此处推荐的这种酱料的盐分为 0 克，十分健康。

韭菜的风味和芝麻的香味让人食欲大增。

韭菜黑醋酱

1份 40千卡

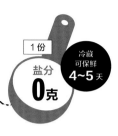

1份

盐分

0克

冷藏
可保鲜
4~5天

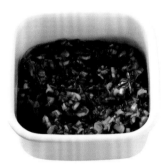

食材／容易制作的分量
（1人份×4餐）

韭菜……½捆（50克）

白砂糖……2小勺

黑醋……2大勺

芝麻油……1大勺

制作方法

1 将韭菜切碎，撒上白砂糖。

2 白砂糖溶化后，加入黑醋、芝
麻油。然后放入冰箱中，冷藏
1~2天，直到韭菜变软。

减盐笔记

这种酱料的颜色和酱
油类似，令人食欲大增。
能与各种菜肴搭配食用，
很方便。

特殊用法

浇在凉菜上。

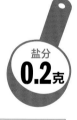

盐分

0.2克

1份 148千卡

切150克木棉豆
腐，浇上韭菜黑醋酱（¼
的量）。

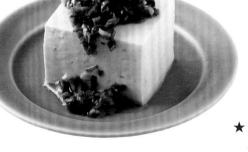

★ 还可以浇在纳豆
上，或者用作饺子
的蘸料。

食用报告 味道浓郁的韭菜和香浓的黑醋与芝麻油搭配在一起，令人
垂涎欲滴。这是一种不会被其他食材的味道盖住的强烈味道。

肉类和鱼类都适用的万能酱料。

欧芹酱

1 份 89 千卡

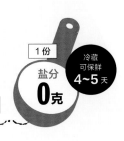

1 份

盐分
0克

冷藏
可保鲜
4~5 天

食材 / 容易制作的分量
（1 人份 ×4 餐）

欧芹碎……4 大勺（20 克）

熟腰果……20 克

色拉油、柠檬汁……各 2 大勺

胡椒粉……少量

制作方法

1 将熟腰果放入研钵中捣碎，加入欧芹碎，拌匀。

2 加入色拉油和柠檬汁，搅拌均匀，再加入胡椒粉。

减盐笔记

欧芹的鲜香和熟腰果的甜味弥补了盐味淡这个缺陷。

特殊用法

浇在煎旗鱼上。

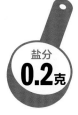

盐分
0.2克

1 份 244 千卡

用 1 小勺橄榄油（4 克）煎旗鱼块（100 克）。配 1 根小萝卜（10 克），浇上欧芹酱（¼ 的量）。

★ 还可以浇在蒸鸡肉和法棍面包上。

食用报告　味道中有欧芹的香味、柠檬的清新、熟腰果的甜味，十分复杂。有正宗西餐酱料的风味。

将蔬菜糊的自然甜味和清淡的口感运用到减盐上。每种蔬菜糊都可以在冰箱里保存 2 周。也都可以直接加牛奶或豆浆做成浓汤。

用活泼的橙色点缀餐桌。

胡萝卜糊

1 份 221 千卡

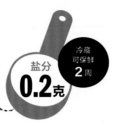

盐分 **0.2** 克

冷藏可保鲜 **2** 周

食材 / 容易制作的分量
（1 人份 ×4 餐）

胡萝卜……1 大根（200 克）

洋葱……½ 个（100 克）

橄榄油……1 大勺

a 月桂叶……½ 片
白葡萄酒……1 大勺
开水……½ 杯

水……¼ 杯

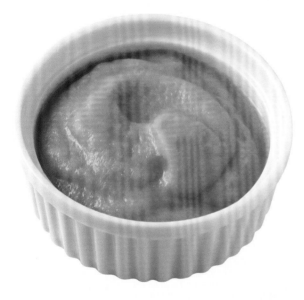

减盐笔记

要想做出美味的蔬菜糊，将蔬菜炒好后必须焖一会儿，让甜味慢慢散发出来。

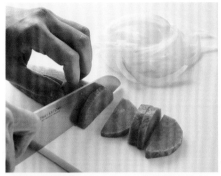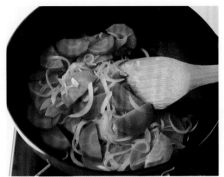

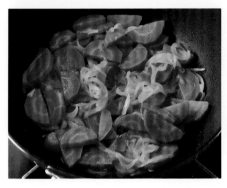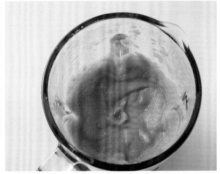

制作方法

1 将胡萝卜切成 5 毫米厚的半圆形片，洋葱
切成薄片。

2 将橄榄油倒入平底锅中，开中火，将 1 放
入锅中翻炒。

3 将 a 放入锅中，盖上锅盖，煮沸后将火调小，
焖 15~20 分钟，直到胡萝卜变软。打开盖
子，收汁。

4 放凉后，夹出月桂叶，将其余食材全部放
入料理机，加入适量水，打成糊状。

牛蒡风味十足。

牛蒡糊

1 份 180 千卡

盐分
0.1克

冷藏
可保鲜
2周

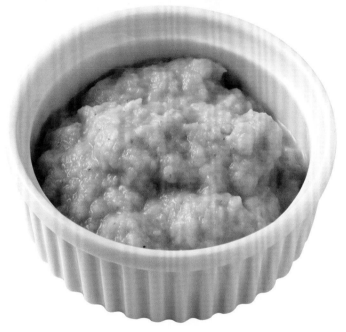

食材 / 容易制作的分量（1 人份 ×4 餐）

牛蒡……¾ 根（150 克）

大葱……⅖ 根（40 克）

橄榄油……1 大勺

a
┌月桂叶……½ 片
│白葡萄酒……1 大勺
└开水……¾ 杯

水……½ 杯

制作方法

1 将牛蒡和大葱竖着切成两半，再切成 1 厘米长的小块。

2 这一步和上一页中制作胡萝卜糊的步骤 2~4 一样。焖的时间为 20~25 分钟。

这是一种有温和甜味的奶油状蔬菜糊。

花椰菜糊

1 份 193 千卡

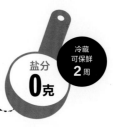

盐分
0克

冷藏
可保鲜
2周

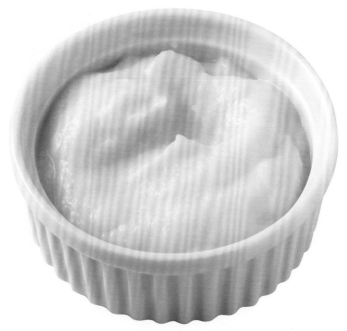

食材 / 容易制作的分量（1 人份 ×4 餐）

花椰菜……⅔ 棵（200 克）

大葱……⅕ 根（80 克）

橄榄油……1 大勺

a
月桂叶……½ 片

白葡萄酒……1 大勺

开水……½ 杯

水……¼ 杯

制作方法

1 将花椰菜掰成小块。大葱竖着切开，再切
成 1 厘米长的小段。

2 这一步和制作胡萝卜糊的步骤 2~4 一样。
焖的时间为 10~15 分钟。

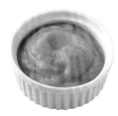

使用胡萝卜糊

（做法见第 93 页）

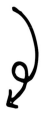

特殊用法

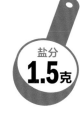

盐分
1.5克

1 人份　351 千卡

将胡萝卜糊做成两种个性鲜明的酱料。

日式牡蛎豆腐锅

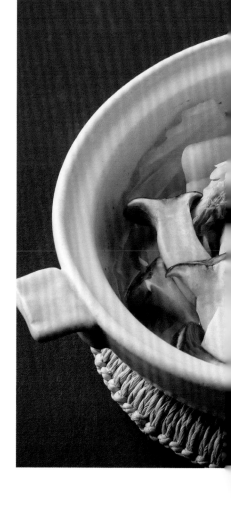

食材 / 容易制作的分量（1 人份 ×4 餐）

牡蛎肉……100 克

木棉豆腐……1 块（300 克）

白菜……⅛ 棵（300 克）

杏鲍菇……2 个（100 克）

a ⎰ 海带（边长为 3 厘米）……1 段
　　水……1¼ 杯
　　大蒜（切成薄片）……1 瓣
　　生姜（切成薄片）……1 块
　　柠檬草（干料）、酸橙叶（干料）……各少量

制作方法

1　将 a 放入砂锅中，煮 20 分钟。

2　牡蛎肉用水洗净，木棉豆腐切成小块，白菜切成大块，杏鲍菇竖着切成两半。

3　将右页中的两种酱料混合在一起。

4　开中火，煮 1，煮沸后加入 2，盖上锅盖继续煮。煮熟后，蘸 3 食用。

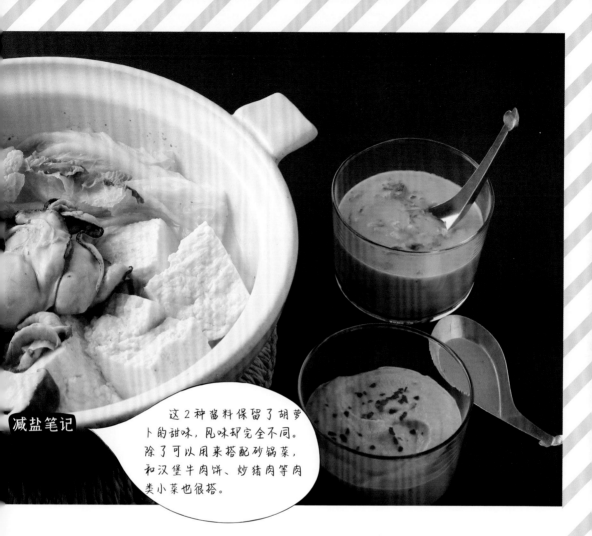

减盐笔记 这2种酱料保留了胡萝卜的甜味，风味却完全不同。除了可以用来搭配砂锅菜，和汉堡牛肉饼、炒猪肉等肉类小菜也很搭。

胡萝卜芝麻辣酱

胡萝卜糊（做法见第 93 页）……100 克

白芝麻酱……2 大勺

大蒜（末）……少许

鱼露……½ 小勺

辣椒末……少量

胡萝卜香菜酱

胡萝卜糊（做法见第 93 页）……100 克

原味酸奶……50 克

柠檬汁……1 大勺

香菜（切成 7~8 毫米长的小段）……6 根

食用报告 一种是辛辣的芝麻酱，另一种是带酸味的香菜酱，完全想不到用了同一种基础酱料（胡萝卜糊），非常有个性。两种味道都让人上瘾。

特殊用法

用爽脆的茼蒿做成的汤。

牛蒡茼蒿浓汤

1 人份　95 千卡

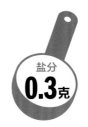

盐分
0.3克

食材 /2 人份

牛蒡糊（做法见第 94 页）……¾ 杯

茼蒿……30 克

纯豆浆……¾ 杯

盐……¼ 迷你勺

胡椒粉……少量

酱油……¼ 小勺

制作方法

1 将茼蒿横着切碎。

2 锅中放入牛蒡糊，开中火。煮沸后加入 1，
一边搅拌一边煮。

3 加入纯豆浆，搅拌均匀，用盐、胡椒粉和
酱油调味。煮沸后关火。

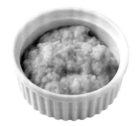

使用牛蒡糊

（做法见第 94 页）

减盐笔记

因为加了茼蒿，所以
有不同的香味。加入豆浆
后，注意避免溢锅。

食用报告 　加了豆浆的牛蒡糊口感细腻，茼蒿很
有嚼劲，组合在一起很有趣。

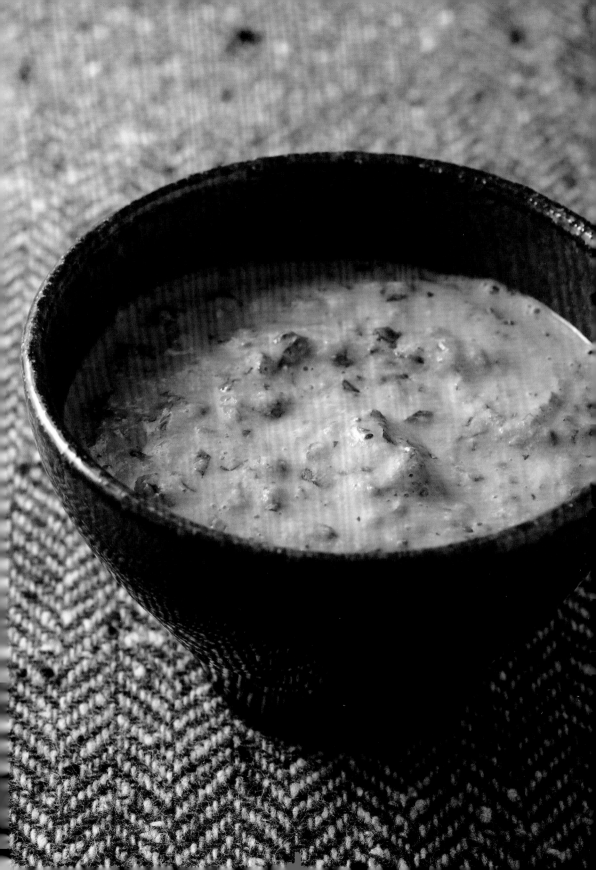

特殊用法

用花椰菜糊代替白酱。

花椰菜糊焗鸡腿肉

1 人份　390 千卡

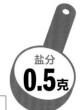
盐分
0.5克

食材 /2 人份

鸡腿肉……200 克

盐……⅓ 迷你勺

胡椒粉……少量

大葱……⅘ 根（100 克）

鸭儿芹……40 克

橄榄油……½ 大勺

花椰菜糊（做法见第 95 页）……150 克

奶油干酪……50 克

黄油……½ 大勺（6 克）

制作方法

1　将鸡肉切成一口大小，用盐和胡椒粉腌制。

2　将大葱竖着切成两半，再切成 2 厘米长的小段。鸭儿芹切成 3~4 厘米长的小段。

3　将橄榄油倒入平底锅中，开中火，将 1 煎至两面金黄。再加入 2，快速翻炒。

4　将花椰菜糊倒入锅中，用中火加热，加入奶油干酪，搅拌至顺滑的状态。

5　将 3 放到烤盘里，浇上 4，再放上黄油。在预热至 220℃ ~230℃的烤箱中烤10~15 分钟，直至变成金黄色。

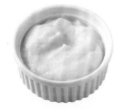

使用花椰菜糊

（做法见第 95 页）

减盐笔记

普通白酱中使用的牛奶和黄油含盐，花椰菜糊含有的盐分为 0 克！

食用报告　花椰菜糊有爽滑自然的甜味。有醇厚香气的奶油干酪、好闻的鸭儿芹和香甜的大葱是意想不到的完美搭配。

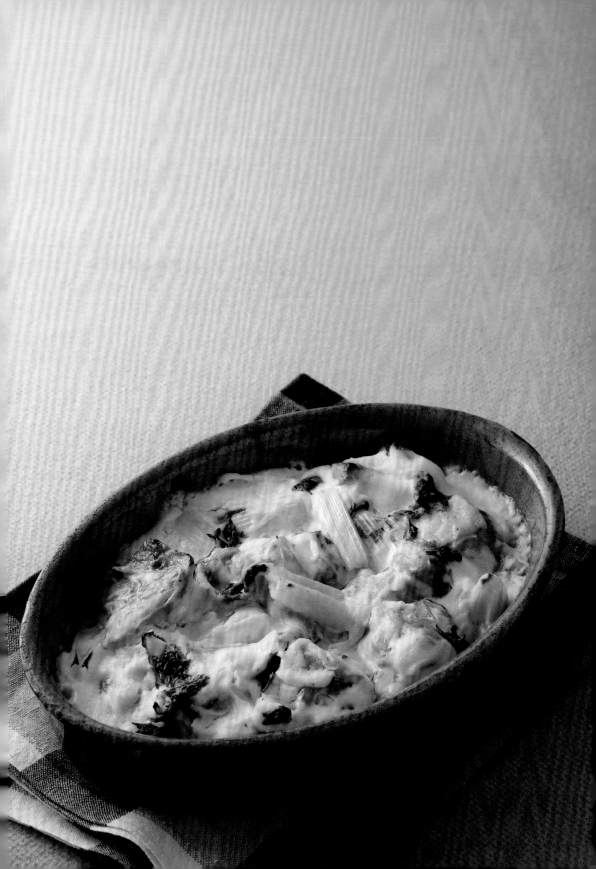

钠和钾

钠和"食盐相当量"

在本书中，"食盐相当量"被称为"盐分"。食盐的主要成分是由钠和氯结合而成的氯化钠。食物中本就广泛含有钠，如果摄入的钠含量过高，血压就会慢慢升高。因此，在如本书一般的烹饪食谱或加工食品的营养标签上，为了标明钠摄入量的标准，会将食物中的钠含量换算成"食盐相当量"来表示。这就是盐分。

食盐相当量的计算方法

食盐相当量（克）= 钠含量（毫克）×2.54÷1000

高钾食材

钾能够让体内的钠更容易排出体外，是可以预防高血压的营养素。[1]

很多蔬菜、水果中都富含钾。但是，由于钾易溶于水，如果将食材煮熟，钾很容易流失。薯类和根茎类蔬菜中的钾相对不易流失，煮熟后流失量约为20%，而叶类蔬菜煮熟后会流失约45%的钾。[2]

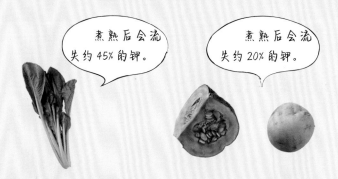

煮熟后会流失约45%的钾。

煮熟后会流失约20%的钾。

---

1 对不适合多摄入钾的人群，如肾脏功能减退的人来说，血液中钾含量增加可能会危害健康，一定要控制钾的摄入量。——原注

2 参考《日本食品标准成分表2015年版（第七次修订）》。——原注。

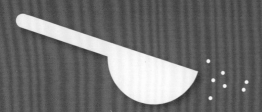

5

蘑菇、豆类、海藻小菜

蘑菇、豆类、海藻有和蔬菜不同的口感和味
道。它们一年四季都很容易买到，价格也比较稳
定，可以作为减盐食谱的保留菜品，放心食用。

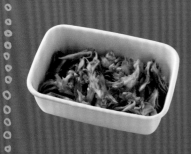
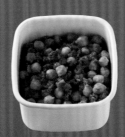
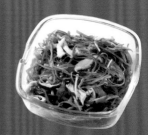

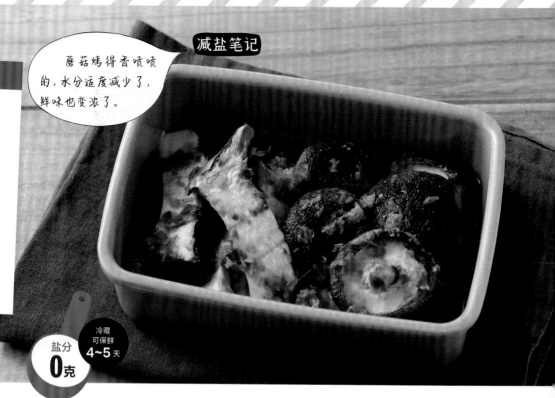

蘑菇烤得香喷喷的，水分适度减少了，鲜味也变浓了。

蘑菇、豆类、海藻小菜

盐分
0克

冷藏
可保鲜
4~5 天

鲣鱼花的鲜味很浓，酸味柔和。

土佐醋腌烤蘑菇

1 人份　18 千卡

食材 / 容易制作的分量（1 人份 ×4 餐）

杏鲍菇……2 个（100 克）

鲜香菇……5~6 个（100 克）

土佐醋
- 海带鲣鱼高汤……¼ 杯
- 醋……¼ 杯
- 鲣鱼花……5 克

制作方法

1 将杏鲍菇竖着切成两半。鲜香菇去蒂。

2 将 1 放在烤架上烤 5~6 分钟，然后放入保鲜盒。

3 锅里放入海带鲣鱼高汤和醋，开中火。煮沸后，加入鲣鱼花继续煮，制成土佐醋，浇在 2 上。

食用报告 　烤好的鲜香菇香气扑鼻。高汤的酸味与鲣鱼花的鲜味融合，渗入香菇中。

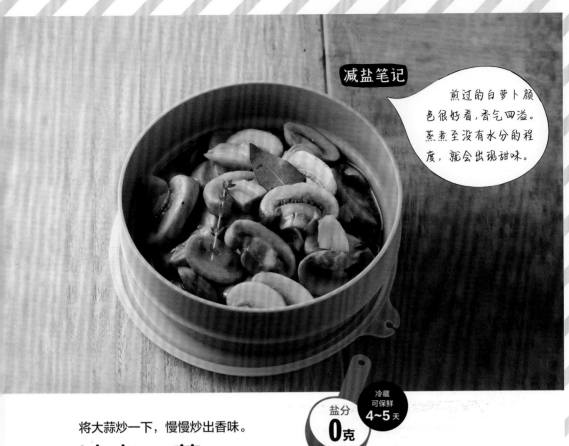

煎过的白萝卜颜色很好看,香气四溢。蒸煮至没有水分的程度,就会出现甜味。

盐分
0克

冷藏
可保鲜
4~5天

将大蒜炒一下,慢慢炒出香味。

油煮口蘑

1 人份　117 千卡

食材 / 容易制作的分量（1 人份 ×4 餐）

口蘑……200 克

a
橄榄油……4 大勺
大蒜（末）……½ 瓣
月桂叶……½ 片
鲜百里香……少量

制作方法

1 口蘑去蒂，切成 7~8 毫米厚的片。

2 将 a 放入平底锅中，开小火翻炒。大蒜变色后，加入 1，调成中火。

3 盖上锅盖，不时搅拌，煮 5~6 分钟，直至口蘑变软。

食用报告 入口的时候觉得太淡了，但是在慢慢咀嚼的过程中，渐渐尝到了口蘑的鲜味。

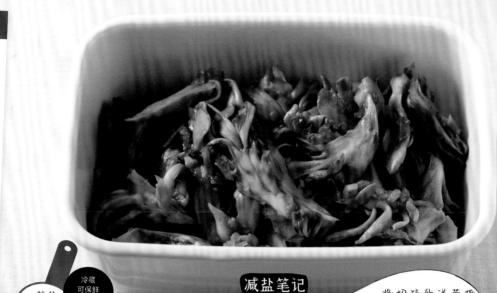

减盐笔记

将切碎的洋葱撒在灰树花菌上，味道浓郁，还可以提升鲜味和甜味。

盐分 **0**克

冷藏可保鲜 **4~5**天

用了有水果风味的葡萄酒醋。

葡萄酒醋炒灰树花菌

1 人份 50 干卡

食材 / 容易制作的分量（1 人份 ×4 餐）

灰树花菌……2 包（250 克）

洋葱……¼ 个（50 克）

大蒜……½ 瓣

橄榄油……1 大勺

葡萄酒醋……2 大勺

制作方法

1 将灰树花菌撕成适合食用的大小。

2 洋葱、大蒜切成末。

3 将橄榄油和大蒜放入平底锅中，中火加热。炒出香味后，加入洋葱翻炒。洋葱变软后，加入 1 稍微炒一下。接着加入葡萄酒醋，盖上锅盖，煮 2~3 分钟，待灰树花菌煮软，然后打开锅盖，收汁。

食用报告 橄榄油和葡萄酒醋搭在一起非常完美。洋葱的鲜味和大蒜的风味渗入了灰树花菌中。这道菜很适合用来当配菜。

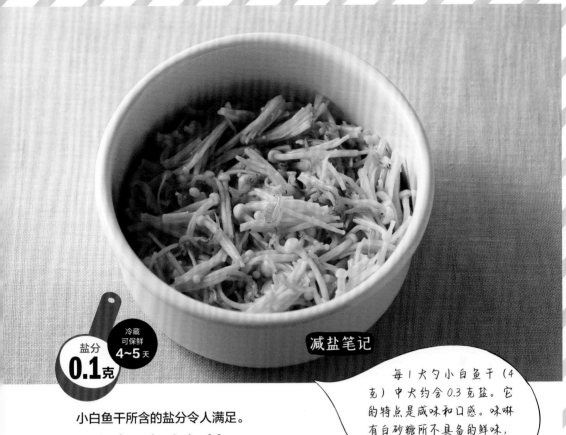

盐分 0.1 克

冷藏可保鲜 4~5 天

减盐笔记

每 1 大勺小白鱼干（4 克）中大约含 0.3 克盐。它的特点是咸味和口感。味啉有白砂糖所不具备的鲜味，能突出小白鱼干的咸味。

小白鱼干所含的盐分令人满足。

醋煮金针菇

1 人份　18 千卡

食材 / 容易制作的分量（1 人份 ×4 餐）

金针菇……1 小袋（150 克）

小白鱼干……2 大勺（8 克）

醋……2 大勺

味啉……1 小勺

制作方法

1　金针菇去蒂，从根部撕开。

2　在锅中加入醋和味啉，开中火，煮沸后放入小白鱼干，煮一会儿后放入 1。立即盖上锅盖，煮 2~3 分钟。

3　煮至金针菇变软时，将锅中的食材翻拌均匀，关火。

食用报告 🍴　小白鱼干的口感和盐分在醋味中尤为突出。酸味中带着一丝咸味，让人越吃越想吃。

牛肉及番茄的鲜味和米饭、面包都很搭。

辣煮番茄鹰嘴豆

1 人份 230 千卡

盐分 **0.2** 克

冷藏可保鲜 **4~5** 天

食材 / 容易制作的分量（1 人份 ×4 餐）

鹰嘴豆（煮熟）……250 克

牛肉末……100 克

| 洋葱……½ 个（100 克）

| 大蒜……1 瓣

橄榄油……1 大勺

a | 粗辣椒粉（见第 32 页）……少量

| 五香辣椒粉……1 大勺

b | 水煮番茄罐头（去皮）……½ 罐（200 克）

| 水……½ 杯

| 月桂叶……1 片

| 红辣椒……1 根

制作方法

1 洋葱、大蒜切成末。

2 平底锅中放入橄榄油和大蒜末，开中火，炒出香味后加入洋葱末。洋葱末变软后加入牛肉末，继续翻炒。

3 牛肉末煮熟后，加入鹰嘴豆、a，炒出香味后加入 b。煮沸后转小火，不时搅拌，煮至汤汁变干。

食材笔记

五香辣椒粉

以红辣椒为主要食材，加入牛至叶、小茴香等配料制成的混合香料。含有少量盐分。

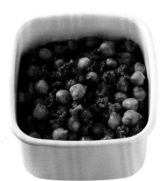

减盐笔记

烹制这道菜肴的关键点是在加热时放入粉状香料，快速翻炒。如果加热不充分，就会有粉末残留，请确认是否炒出了香味。

食用报告 牛肉末的鲜味和鹰嘴豆的口感很好，是一种从孩子到大人都喜欢的搭配。用来做煎蛋卷的馅料应该也很好吃。

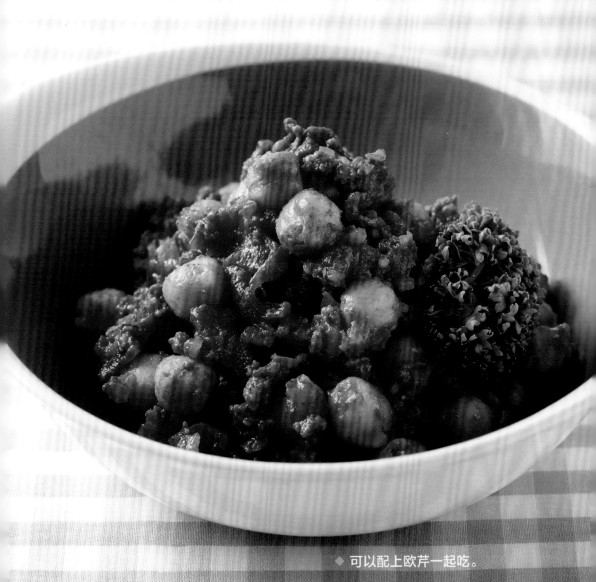

◆ 可以配上欧芹一起吃。

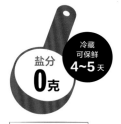

盐分 **0**克

冷藏可保鲜 **4~5**天

清爽的柠檬风味煮红豆。

白葡萄酒柠檬汁煮红豆

1人份 205 千卡

食材／容易制作的分量（1人份 ×4餐）

干红豆（最好是大纳言红豆[1]）……150 克

白葡萄酒……1¼ 杯

白砂糖……75 克

柠檬汁……1 大勺

制作方法

1 将干红豆迅速洗净，放入锅中，加入足量的水，开中火，焯一下就把水倒掉。再次加入足量的水，开中火煮 40~50 分钟。撇去浮沫，煮至红豆变软。

2 倒掉开水，倒入白葡萄酒，开中火继续煮。煮沸后转小火，将白砂糖分 3 次加入并搅拌均匀。

3 关火，放凉后加入柠檬汁。

减盐笔记

柠檬汁的酸味和香气残留着清爽的余韵。增加一些甜味，可以让减盐生活更丰富。

食用报告 🍴 红豆和白葡萄酒搭配在一起，完美到令人吃惊。有一般甜煮[2]所不具备的清爽口感。不过，这道菜热量较高，注意不要吃太多。

---

1 一种久煮不破的优质红豆。——译注
2 用酱油、味啉、白砂糖等作料炖的肉和蔬菜。——译注

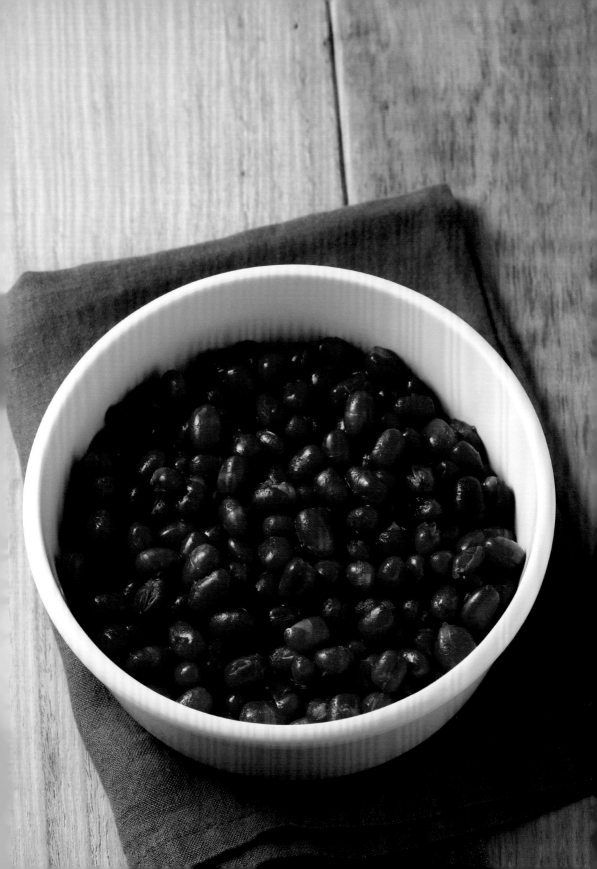

赋予口味清淡的白扁豆清爽的滋味。

白扁豆泡菜

1 人份　74 千卡

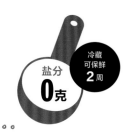

盐分 **0**克

冷藏可保鲜 **2** 周

食材 / 容易制作的分量（1 人份 ×4 餐）

白扁豆（煮熟）……150 克

圣女果……100 克

洋葱……½ 小个（80 克）

a
醋……¾ 杯
水……¾ 杯
月桂叶……1 片
红辣椒……1 根
黑胡椒粒……少量

制作方法

1 将 a 放入锅中，开中火。煮沸后关火，放入保鲜盒中冷却。

2 用竹签在圣女果上扎 5~6 个小洞。洋葱切成 1.5 厘米见方的小块。

3 锅中加入白扁豆和水，水要没过扁豆，开中火，煮 2 分钟左右。加入洋葱后立即将水倒掉，再将食材放入 1 中。

4 将 3 放凉后，放入圣女果。

减盐笔记

　用竹签在圣女果上扎小洞，让泡菜液渗进去。不喜欢酸味的人吃的时候可以加点蜂蜜。

食用报告　可能是因为煮得很甜的白扁豆给人的印象很深，所以味道比预想的要酸。红辣椒和黑胡椒也很有存在感，是适合"辣食党"的泡菜。

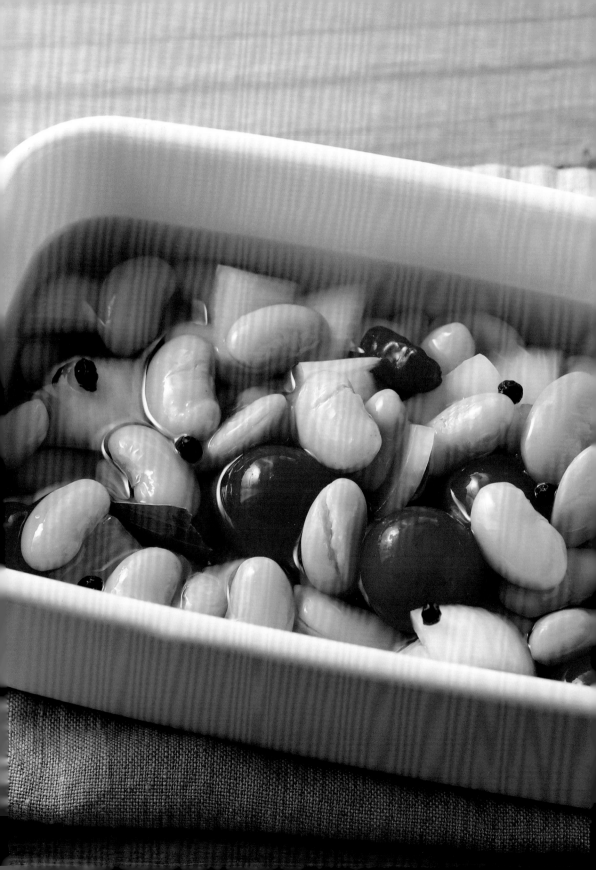

又酸又辣的腌渍大豆和干萝卜片。

酸辣腌渍大豆

1 人份 87 千卡

盐分 **0.3**克

冷藏
可保鲜
2周

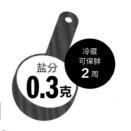

食材 / 容易制作的分量（1 人份 ×4 餐）

干大豆……140 克

干萝卜片[1]……20 克

胡萝卜……⅓ 根（50 克）

a

海带鲣鱼高汤……½ 杯

醋……5 大勺

酱油……½ 小勺

红辣椒（切成两半）……1 根

制作方法

1 将 a 放入锅中煮一下。

2 在另一个锅里将水烧开，放入干萝卜片，煮 1~2 分钟后捞出，冲洗干净，挤干水分。

3 将胡萝卜切成 1 厘米宽的小块。

4 锅里放入干大豆，倒入差不多能没过大豆的水，开火熬煮。煮沸后，放入 2、3，煮 1 分钟。沥干水分，趁热加入 1 中。

食材笔记

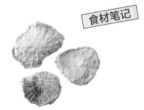

干萝卜片

这里说的干萝卜片是指晒干的半圆形白萝卜片。这种干萝卜片很有嚼劲，常用于酸辣的腌渍菜肴。

减盐笔记

酸辣腌渍的魅力在于干萝卜片的口感极佳。由于加了大豆，口感会发生变化，能够增加满足感。

食用报告　酸味中微微带着大豆的甜味，萝卜干很有嚼劲，也能感受到辣椒的辣味，混在一起很美味。

1 如果没有干萝卜片，可以用干萝卜丝代替。——原注

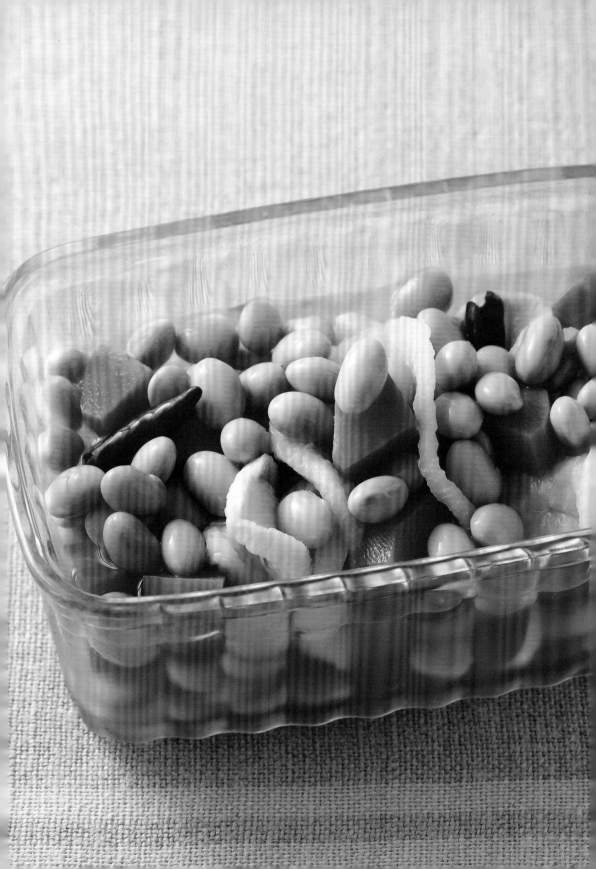

芝麻油的风味很好，味道温和。

炒煮 ¹ 海带丝

1 人份　37 千卡

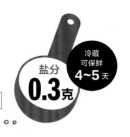

盐分 **0.3**克

冷藏可保鲜 **4~5** 天

⦾⦾⦾⦾⦾⦾⦾⦾⦾⦾⦾⦾⦾⦾⦾⦾⦾⦾⦾⦾⦾⦾⦾⦾⦾⦾⦾⦾⦾⦾⦾

食材 / 容易制作的分量（1 人份 ×4 餐）

生海带丝……100 克

干香菇……2 个

生姜……½ 块

胡萝卜……⅛ 根（25 克）

油豆腐……½ 块（10 克）

芝麻油……½ 大勺

a ┃海带鲣鱼高汤……½ 杯
　┃味啉……1 小勺

制作方法

1　干香菇用水泡发，去蒂，切成细丝。

2　将生姜、胡萝卜、油豆腐切成细丝。切好的豆腐丝放进开水中焯一下，去除油脂。

3　将生海带丝切成方便食用的大小。

4　将芝麻油倒入平底锅中，开中火，翻炒 2、3。当胡萝卜变软时，加入 1、a，盖上锅盖。煮沸后将火调小，不时搅拌，煮至汤汁几乎变干即可。

减盐笔记

要让各种有嚼劲的食材完美地搭配起来，用高汤充分煮透。

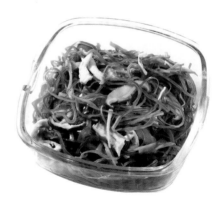

食用报告 🍴　在整体柔和的味道中，生姜的香味和干香菇的鲜味及口感成了亮点。

1　将芝麻油或色拉油倒入锅中（也可以不加油），加入食材翻炒，用高汤、酱油、白砂糖、酒、味啉等作料炖煮的烹饪方法。——译注

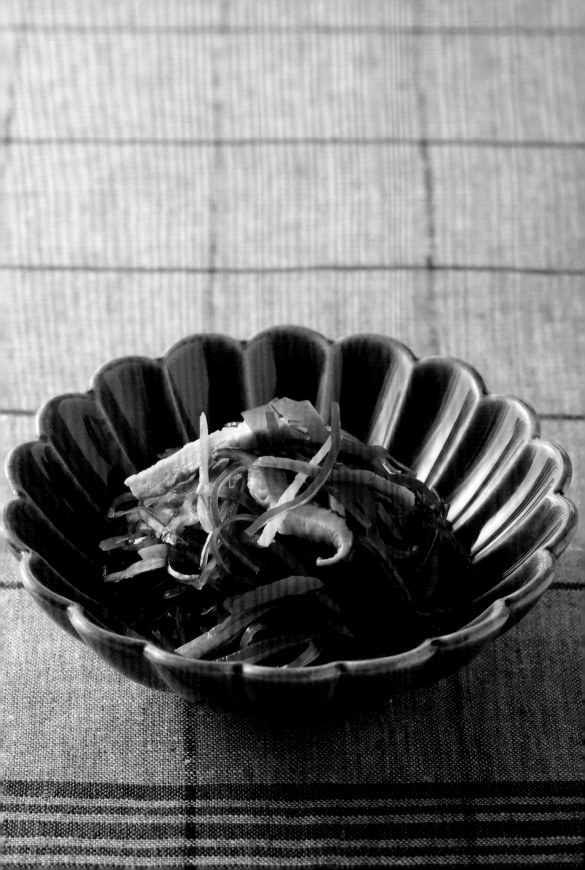

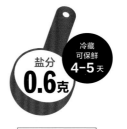

盐分
0.6克

冷藏
可保鲜
4-5天

西式的清爽口味裙带菜很新鲜。

醋煮裙带菜配葡萄柚

1 人份　44 千卡

食材 / 容易制作的分量（1 人份 ×4 餐）

干裙带菜……10 克

葡萄柚……½ 个（150 克）

橄榄油……2 小勺

醋……½ 杯

柠檬汁……1 大勺

粗黑胡椒粒……少量

制作方法

1 干裙带菜用水泡发，洗净后挤干水分。

2 葡萄柚去皮，取出大块果肉。

3 将橄榄油倒入平底锅中，开中火，放入裙带菜翻炒。裙带菜充分浸油后加醋，煮沸后将 2 放入锅中。再次煮沸后加入柠檬汁和粗黑胡椒粒。

减盐笔记

醋、柠檬汁、葡萄柚果肉搭配在一起，味道酸甜适中。

食用报告 　给人留下强烈日式印象的裙带菜和橄榄油的香味、柑橘类水果的酸甜味搭配在一起，出人意料地合适。葡萄柚的果肉多汁，很好吃。

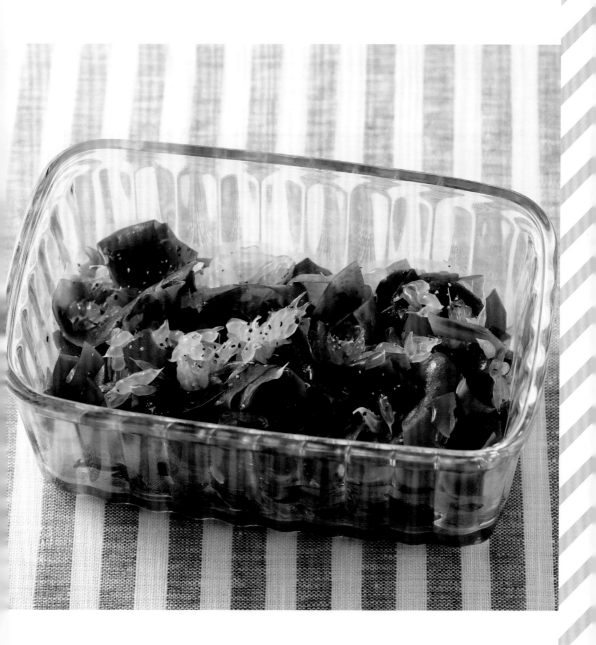

只用醋进行调味。感受食材本身的味道和口感吧。

腌羊栖菜

| 1 人份　49 千卡 |

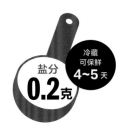

盐分 **0.2**克

冷藏
可保鲜
4~5天

食材 / 容易制作的分量（1 人份 ×4 餐）

干羊栖菜……4 大勺（20 克）

滑子菇……1 小包（80 克）

胡萝卜……⅓ 根（40 克）

|醋……½ 杯

a|水……¼ 杯

|胡椒粉……少量

橄榄油……1 大勺

制作方法

1　干羊栖菜用水浸泡 20 分钟，洗净后沥干水分。

2　将滑子菇掰散，胡萝卜切成短细丝。

3　将 a 放入锅中，开中火，煮至沸腾。

4　将橄榄油倒入平底锅中，开中火，翻炒 1。1 充分浸油后，将 2 放入锅中翻炒。最后，将食材全部放入 3 中浸泡。

减盐笔记

将一般用来炖的羊栖菜清爽地腌制起来。先将羊栖菜炒一下，增添橄榄油的香味和风味。

食用报告　橄榄油的香味配上醋很清爽。能品尝到羊栖菜的柔嫩、滑子菇的鲜味以及胡萝卜的甜味。

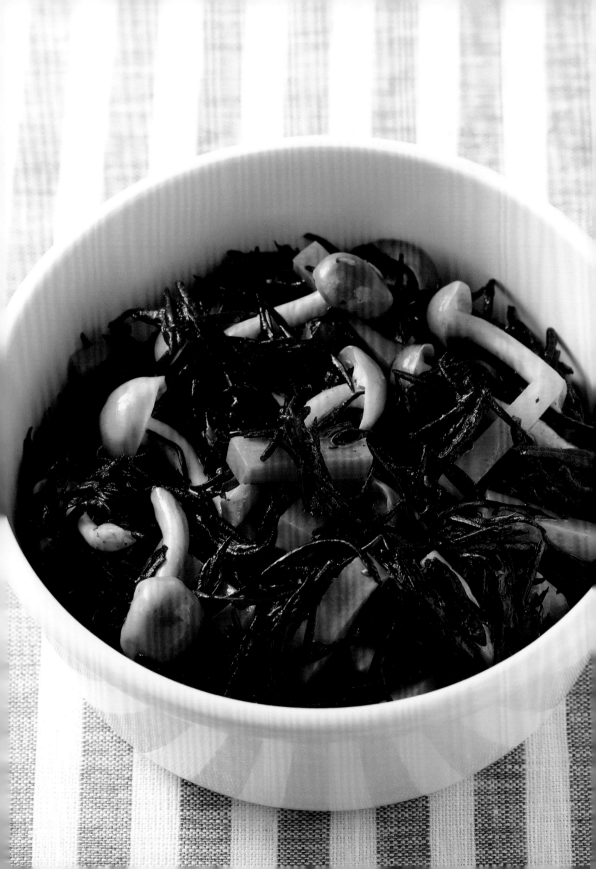

作料和加工食品含盐量一览表

主要作料/每1小勺（5毫升）

作料	含盐量
食盐	5.9 克
粗盐	4.3 克
精盐	5.9 克
浓口酱油	0.9 克
淡口酱油	0.9 克
淡色味噌	0.7 克
红味噌	0.7 克
麦味噌	0.6 克
蛋黄酱	0.1 克
伍斯特酱[1]	0.5 克
中浓酱[2]	0.3 克
番茄酱	0.2 克
鱼露	1.4 克
豆瓣酱	1.0 克
蚝油	0.7 克
面露[3]（3倍稀释）	0.6 克
柚子醋酱油	0.4 克

加工食品

加工食品	分量	含盐量
咸鲑鱼子	1 大勺（18 克）	0.4 克
鳕鱼子	1 大勺（15 克）	0.7 克
明太子[4]	1 大勺（15 克）	0.8 克
鱼糕	1 块（8 克）	0.2 克
维也纳香肠	1 根（20 克）	0.4 克
培根	1 片（17 克）	0.3 克
火腿	1 片（10 克）	0.3 克
梅干（盐渍）	1 颗（16 克）	3.5 克
腌萝卜	10 克	0.4 克
韩式泡菜	10 克	0.2 克
腌芥菜	10 克	0.6 克
榨菜	10 克	1.4 克
乌冬面（煮熟）	1 袋（200 克）	0.6 克
中华面（煮熟）	1 束（210 克）	0.4 克
吐司	1 片（60 克）	0.8 克
面包卷	1 个（30 克）	0.4 克
法式面包	10 厘米（75克）	1.2 克

参考《日本食品标准成分表 2015 年版（第七次修订）》。

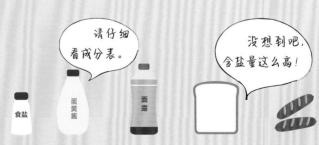

1　一种英式酱料，味道酸甜微辣。——编注
2　用多种水果、蔬菜和生姜、辣椒等辛辣的作料熬制成的酱料，是伍斯特酱的一种。——译注
3　用高汤、酱油、味啉（或日本酒）、白砂糖制成的酱料。一般和挂面、荞麦面、乌冬面、凉面搭配食用。——译注
4　特指用辣椒加工的明太鱼子。——编注

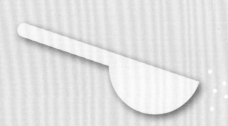

6

预制小菜组合食谱

由本书介绍的预制小菜组合而成的减盐食谱。

每餐的含盐量约为
0.2~0.7克

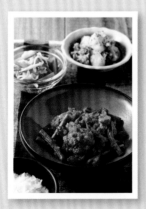
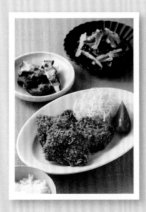
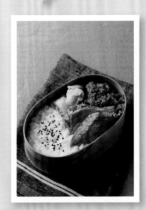

食谱 1

分量满满!

以番茄酱炖猪肉丸子为主菜的食谱

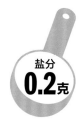

盐分 **0.2** 克

1 人份　634 千卡

菜单

● **番茄酱炖猪肉丸子**

（做法见第 10 页）

● **胡萝卜拌白萝卜干沙拉**

（做法见第 66 页）

● **胡椒拌土豆金枪鱼**

（做法见第 80 页）

● **米饭**

（1 人份　150 克）

搭配笔记

味噌汤等汤汁的盐分较多，因此在减盐食谱中一般不会采用。多汁的肉丸子虽然没有汤，但吃起来口感很好。土豆和番茄酱很搭，配着吃很不错。

胡萝卜拌白萝卜干沙拉不含盐分，醋搭配橄榄油的口感很清爽，可以平衡整体的味道。

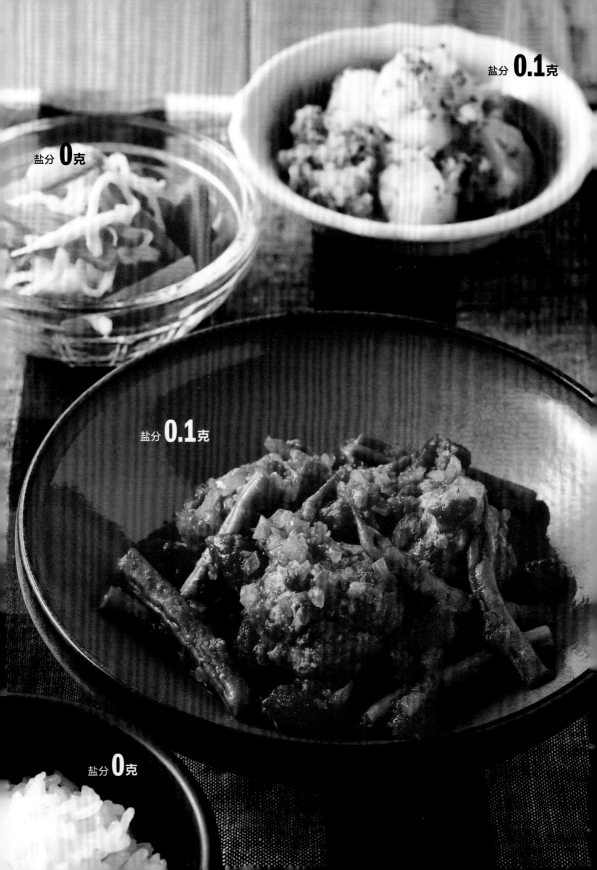

盐分 **0.1**克

盐分 **0**克

盐分 **0.1**克

盐分 **0**克

令人满足的油炸食品!

以芥末炸牛排为主菜的食谱

盐分
0.5克

1 人份 629 千卡

菜单

● **芥末炸牛排**

（做法见第 20 页）

● **芝麻炒干香菇小松菜**

（做法见第 58 页）

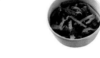

● **土佐醋腌烤蘑菇**

（做法见第 104 页）

● **米饭**

（1 人份 150 克）

搭配笔记

　　芥末比较有刺激性，本书主要介绍的使用芥末的食谱是口味适中的芥末炸牛排。搭配的两个副菜都是盐分为 0 克的小菜。

　　芝麻炒干香菇小松菜味道温和，和任何主菜都能搭配。土佐醋腌烤蘑菇酸味中带着鲜味。这个组合食谱中的 3 道菜有 3 种不同的味道。

＊ 总盐分存在差异是因为计算时会对尾数进行四舍五入。

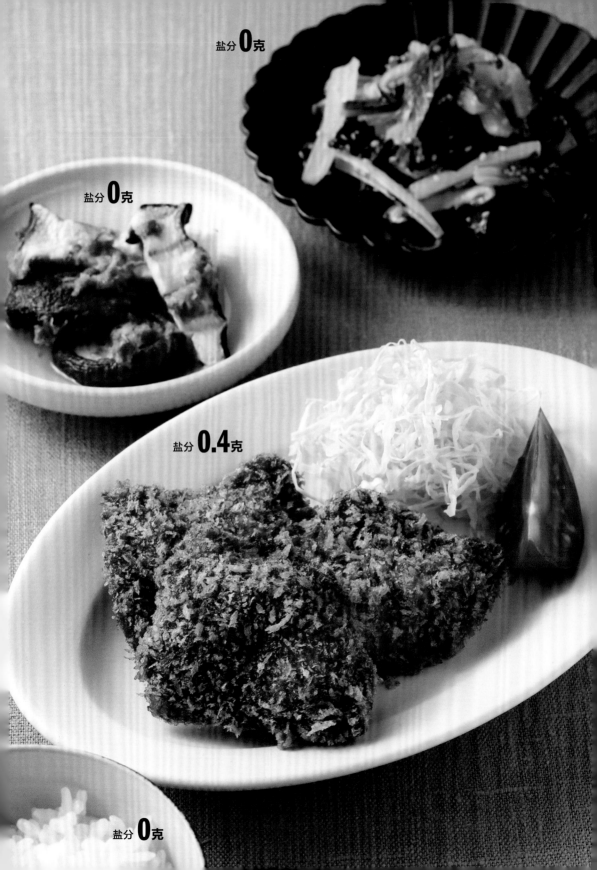

盐分 **0**克

盐分 **0**克

盐分 **0.4**克

盐分 **0**克

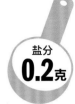

盐分
0.2克

预制小菜组合食谱

今天吃便当吧!

以唐杜里风旗鱼为主菜的食谱

1人份 557 千卡

菜单

● **唐杜里风旗鱼**
（做法见第 32 页）

● **南瓜香菜黑醋沙拉**
（做法见第 76 页）

● **白葡萄酒醋煮白色蔬菜**
（做法见第 70 页）

● **米饭**
（1人份 150 克）

搭配笔记

　　传统的鱼类菜肴通常使用盐和酱油来烹制，但唐杜里风旗鱼是用咖喱粉烹制的，属于低盐菜肴。

　　因为要做成便当，所以配菜要选择适合拌饭的小菜。米饭的盐分为 0 克，梅干和拌菜等被称为"米饭搭档"的食物总体上盐分又偏高。搭配上面三种小菜，让便当的味道丰富不寡淡。最后，可以撒上黑芝麻增加香味。

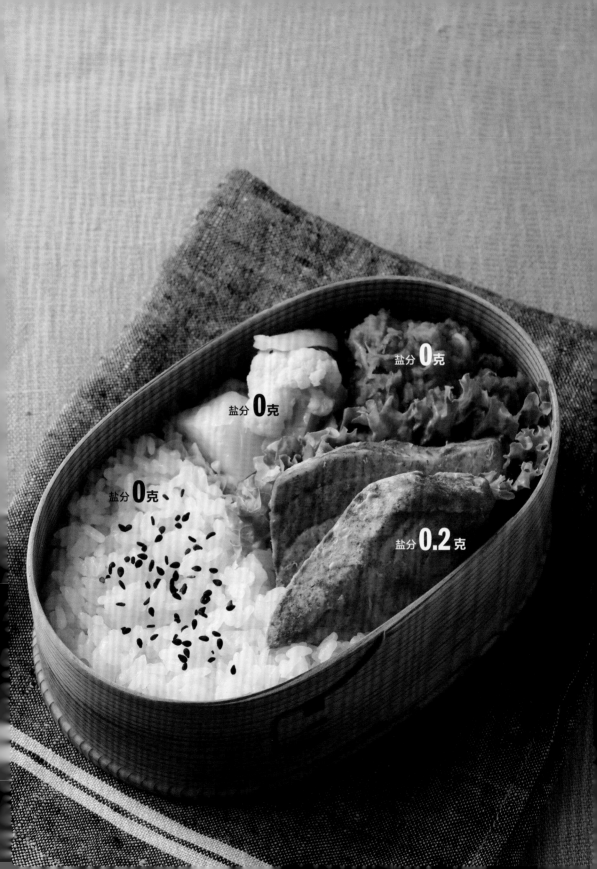

盐分 **0**克

盐分 **0**克

盐分 **0**克

盐分 **0.2**克

食 谱
4

以烤鸡脯肉串为主菜的食谱

盐分
0.2克

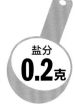

1人份　473千卡

菜单

● **烤鸡脯肉串**

（做法见第18页）　盐分0.1克

● **香草煮红色蔬菜**

（做法见第68页）　盐分0克

● **葡萄酒醋炒灰树花菌**

（做法见第106页）　盐分0克

● **米饭**

（1人份　150克）　盐分0克

搭配笔记

　　口味温和的烤鸡脯肉串搭配味道浓郁的配菜。虽然两道配菜的盐分都是 0 克，但通过烹调能充分体现食材的味道。总盐分低到这种程度的话，往食谱中加道汤也没问题。

* 总盐分存在差异是因为计算时会对尾数进行四舍五入。

以白芝麻炖鲑鱼为主菜的食谱

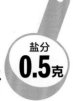

盐分
0.5克

1人份 547千卡

菜单

- **白芝麻炖鲑鱼**

  （做法见第36页） 盐分0.2克

- **高汤煮小油菜金针菇**

  （做法见第64页） 盐分0.1克

- **腌羊栖菜**

  （做法见第120页） 盐分0.2克

- **米饭**

  （1人份 150克） 盐分0克

搭配笔记

　　白芝麻炖鲑鱼是一道能充分体现芝麻酱风味的主菜。它含有充足的水分，即使没有汤也很容易吞咽。高汤煮小油菜金针菇味道浓郁，腌羊栖菜的酸味也很突出，搭配在一起很合适。

食谱
6

以厚炸豆腐炒绿紫苏叶鸡肉末为主菜的食谱

盐分
0.7克

1 人份　579 千卡

菜单

● **厚炸豆腐炒绿紫苏叶鸡肉末**

（做法见第 46 页）　盐分 0.3 克

● **黑芝麻酱炖芦笋**

（做法见第 62 页）　盐分 0 克

● **梅子味红薯沙拉**

（做法见第 82 页）　盐分 0.4 克

● **米饭**

（1 人份　150 克）　盐分 0 克

搭配笔记

　　厚炸豆腐炒绿紫苏叶鸡肉末是主菜，鸡肉末的鲜味和绿紫苏叶结合起来，味道十分清爽。配菜是黑芝麻酱炖芦笋和梅子味红薯沙拉，各种食材搭配绝妙。

食 谱
7

以西班牙煎蛋卷为主菜的食谱

盐分
0.2克

1 人份　489 千卡

菜单

● **西班牙煎蛋卷**

（做法见第 50 页）　盐分 0.2 克

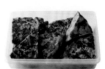

● **咖喱煮番茄白萝卜**

（做法见第 63 页）　盐分 0 克

● **彩椒泡菜**

（做法见第 74 页）　盐分 0 克

● **米饭**

（1 人份 150 克）　盐分 0 克

搭配笔记

　　馅料丰富的西班牙煎蛋卷充满了蔬菜的鲜味。配菜是咖喱味的白萝卜和酸味十足的西式泡菜，各具特色。这是一个适合作为早餐的组合食谱。即使用面包（6 片装中的 1 片）代替米饭，总盐分也不会超过 1 克。

营养成分值一览表

参考《日本食品标准成分表 2015 年版（第七次修订）》。其中未记载的食品的数值是用与之相近的食物（替代品）的数值计算出来的。

● 如果没有特别说明，下表中的数值均为 1 人份（1 餐）的成分值。
● 市面上销售的产品仅包括制造商公布的成分值。
● 总数值存在差异是因为计算时会对尾数进行四舍五入。

页码	菜名	盐分	能量	蛋白质	脂肪	碳水化合物	钠	钾	磷
		（克）	（千卡）	（克）	（克）	（克）	（毫克）	（毫克）	（毫克）
10	番茄酱炖猪肉丸子	0.1	250	14.8	16.1	10.4	49	530	138
12	葱姜炖猪肉	0.1	222	14.9	16.0	1.9	33	324	143
13	烤芝麻裹猪里脊	0.2	137	17.8	6.3	1.2	76	342	197
14	鸡肉卷	0.1	207	14.9	13.6	5.9	43	314	127
16	香炸鸡翅	0.3	197	14.2	14.5	0.2	108	175	115
18	烤鸡脯肉串	0.1	94	17.7	1.6	1.4	54	331	178
20	芥末炸牛排	0.4	318	18.7	20.4	12.2	170	298	187
22	酸奶油炖牛肉	0.1	380	17.6	30.6	6.8	52	423	185
26	腌煮鲭鱼	0.5	276	14.3	21.5	3.3	194	430	186

页码	菜名	盐分（克）	能量（千卡）	蛋白质（克）	脂肪（克）	碳水化合物（克）	钠（毫克）	钾（毫克）	磷（毫克）
28	黑醋煮鲷鱼	0.2	177	17.5	7.7	6.5	90	645	217
30	南蛮腌竹荚鱼	0.3	229	16.4	14.2	6.3	109	363	198
32	唐杜里风旗鱼	0.2	133	15.9	6.5	1.3	97	391	223
34	海苔味炸鲅鱼	0.2	396	19.0	29.2	10.9	76	478	214
36	白芝麻炖鲑鱼	0.2	233	17.5	15.4	3.7	63	431	240
38	香草煎鰤鱼	0.1	221	17.2	15.6	0.6	26	331	106
40	咖喱炒鳕鱼土豆	0.3	166	19.0	3.4	13.9	112	661	267
44	厚炸豆腐配腌圣女果	0	166	8.5	11.5	4.8	5	192	127
46	厚炸豆腐炒绿紫苏叶鸡肉末	0.3	173	11.3	13.1	0.9	101	154	126
47	鲣鱼花煮厚炸豆腐	0.1	122	9.2	8.5	1.5	54	134	128
48	咖喱炒豆腐	0.2	131	8.1	7.6	7.4	63	334	132

页码	菜名	盐分（克）	能量（千卡）	蛋白质（克）	脂肪（克）	碳水化合物（克）	钠（毫克）	钾（毫克）	磷（毫克）
50	西班牙煎蛋卷	0.2	152	8.6	10.0	7.9	80	435	160
52	裙带菜煎饼	0.4	85	3.8	5.7	4.6	156	101	58
53	卤蛋泡菜	0.2	111	7.1	5.2	6.0	79	168	112
56	豆腐小炒	0	89	3.4	6.0	6.1	16	185	68
58	芝麻炒干香菇小松菜	0	42	1.7	3.3	3.2	6	116	43
60	酒糟煮芹菜	0.1	41	2.1	0.3	5.8	38	261	23
62	黑芝麻酱炖芦笋	0	55	2.7	3.8	4.1	17	188	69
63	咖喱煮番茄白萝卜	0	63	1.0	3.2	8.1	19	366	37
64	高汤煮小油菜金针菇	0.1	13	1.3	0.1	3.5	37	304	53
66	胡萝卜拌白萝卜干沙拉	0	54	0.9	3.1	5.8	12	122	16
68	香草煮红色蔬菜	0	77	1.5	3.3	11.8	9	388	46

页码	菜名	盐分（克）	能量（千卡）	蛋白质（克）	脂肪（克）	碳水化合物（克）	钠（毫克）	钾（毫克）	磷（毫克）
70	白葡萄酒醋煮白色蔬菜	0	74	2.5	3.2	9.8	7	435	63
72	腌莲藕牛蒡	0	47	1.0	0.2	10.1	9	159	41
74	彩椒泡菜	0	22	0.5	0.1	4.3	2	108	12
76	南瓜香菜黑醋沙拉	0	98	1.5	2.3	17.9	6	359	44
78	韩式拌卷心菜	0	26	0.8	1.1	3.9	2	80	17
80	胡椒拌土豆金枪鱼	0.1	79	4.4	2.3	10.6	1	255	17
82	梅子味红薯沙拉	0.4	99	1.1	1.2	21.3	150	368	35
84	黑胡椒炒山药	0	57	1.5	1.7	9.1	2	276	19
86	高汤炖青花椒芋头	0.1	47	1.3	0.1	10.3	2	0	2
88	葱盐柠檬酱	0.2	13	0.4	0.1	3.3	77	58	7
88	冷涮锅中添加的葱盐柠檬酱	0.2	94	6.4	5.9	3.9	91	225	67

页码	菜名	盐分 （克）	能量 （千卡）	蛋白质 （克）	脂肪 （克）	碳水化合物 （克）	钠 （毫克）	钾 （毫克）	磷 （毫克）
89	红彩椒辣酱	0	84	0.9	6.2	6.7	2	179	22
89	蔬菜条蘸的红彩椒辣酱	0	100	1.6	6.4	10.3	12	394	49
90	韭菜黑醋酱	0	40	0.3	3.1	2.7	1	67	8
90	浇在凉菜上的韭菜黑醋酱	0.2	148	10.2	9.4	5.1	90	277	173
91	欧芹酱	0	89	1.2	8.4	2.4	12	88	28
91	浇在煎旗鱼上的欧芹酱	0.2	244	20.5	16.0	2.8	84	550	293
92	胡萝卜糊（总量）	0.2	221	2.6	12.3	26.5	70	699	85
94	牛蒡糊（总量）	0.1	180	1.6	12.2	16.9	52	474	53
95	花椰菜糊（总量）	0	193	7.1	12.3	17.3	16	989	159
96	日式牡蛎豆腐锅	1.5	351	21.5	19.7	28.0	586	1321	458
98	牛蒡茼蒿浓汤	0.3	95	3.9	4.6	9.8	121	359	71

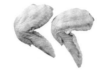

页码	菜名	盐分 （克）	能量 （千卡）	蛋白质 （克）	脂肪 （克）	碳水化合物 （克）	钠 （毫克）	钾 （毫克）	磷 （毫克）
100	花椰菜糊焗鸡腿肉	0.5	390	20.6	30.1	7.5	209	656	239
104	土佐醋腌烤蘑菇	0	18	2.5	0.2	3.3	12	174	55
105	油煮口蘑	0	117	1.5	12.2	1.2	3	178	51
106	葡萄酒醋炒灰树花菌	0	50	1.5	3.4	5.5	3	176	41
107	醋煮金针菇	0.1	18	1.8	0.2	3.7	53	138	59
108	辣煮番茄鹰嘴豆	0.2	230	11.3	10.2	23.0	61	498	128
110	白葡萄酒柠檬汁煮红豆	0	205	7.7	0.8	42.2	3	604	139
112	白扁豆泡菜	0	74	3.7	0.5	13.1	3	274	69
114	酸辣腌渍大豆	0.3	87	6.3	3.5	7.6	137	350	112
116	炒煮海带丝	0.3	37	1.2	2.4	4.6	103	282	24
118	醋煮裙带菜配葡萄柚	0.6	44	0.9	2.2	5.6	240	69	15

页码	菜名	盐分	能量	蛋白质	脂肪	碳水化合物	钠	钾	磷
		（克）	（千卡）	（克）	（克）	（克）	（毫克）	（毫克）	（毫克）
120	腌羊栖菜	0.2	49	1.1	3.3	5.5	96	425	28
124	食谱 1 以番茄酱炖猪肉丸子为主菜的食谱	0.2	634	23.8	22.0	82.5	64	950	221
126	食谱 2 以芥末炸牛排为主菜的食谱	0.5	629	26.7	24.3	74.4	190	632	336
128	食谱 3 以唐杜里风旗鱼为主菜的食谱	0.2	557	23.7	12.4	84.7	112	1228	381
130	食谱 4 以烤鸡脯肉串为主菜的食谱	0.2	473	24.5	8.7	74.3	68	938	315
131	食谱 5 以白芝麻炖鲑鱼为主菜的食谱	0.5	547	23.6	19.3	68.4	198	1203	371
132	食谱 6 以厚炸豆腐炒绿紫苏叶鸡肉末为主菜的食谱	0.7	579	18.8	18.5	81.9	270	753	280
133	食谱 7 以西班牙煎蛋卷为主菜的食谱	0.2	489	13.9	13.8	76.0	103	952	260